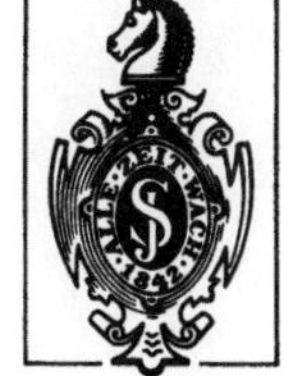

G. Gross   G. Huber
J. Klosterkötter   M. Linz

BSABS

Bonner Skala für die Beurteilung von Basissymptomen

Bonn Scale for the Assessment of Basic Symptoms

Manual, Kommentar, Dokumentationsbogen

Springer-Verlag Berlin Heidelberg New York
London Paris Tokyo

Professor Dr. med. Gisela Gross
Professor Dr. med. Gerd Huber
Dr. med. Joachim Klosterkötter
Maria Linz
Psychiatrische Klinik und Poliklinik
der Universität Bonn
D-5300 Bonn 1 (Venusberg)

ISBN-13:978-3-540-17383-0   e-ISBN-13:978-3-642-71776-5
DOI: 10.1007/978-3-642-71776-5

2125/3130-543210

Inhaltsverzeichnis

Die Erfassung von BS * ist bisher bei der Erhebung der Anamnese und des psychischen Befundes **noch keineswegs unerläßlicher Bestandteil der klinischen Diagnostik.** Auch in den geläufigen diagnostischen Systemen und Fremdbeurteilungsverfahren und in den entsprechenden Kriterien des DSM-III sind die BS nicht berücksichtigt oder, sofern einige von ihnen angeführt sind, nicht zureichend definiert.

Die **Bonner Skala für die Beurteilung von Basissymptomen** (Bonn Scale for the Assessment of Basic Symptoms = der "BSABS") ist ein standardisiertes Verfahren zur **Erhebung** und **Dokumentation** der **psychopathologischen** und anderen **phänomenologischen Aspekte** von Patienten, bei denen die Diagnose **Schizophrenie** anhand bestimmter Kriterien **gesichert** ist oder bei denen klinisch der **Verdacht auf** das Vorliegen eines präpsychotischen **Prodroms** oder **Vorpostensyndroms** oder eines **postpsychotischen Basisstadiums** einer schizophrenen Erkrankung besteht.

Das Instrument kann also auch bei Patienten verwendet werden, bei denen die **Diagnose (noch) nicht gesichert** ist. Die Bonner Skala kann auch bei idiopathischen Psychosen des "schizo**affektiven Zwischenbereichs"** (JANZARIK) und bei **affektiven Psychosen** (monopolare und bipolare Verlaufsformen der Zyklothymien) verwendet werden, weil auch hier ein Teil der Basissymptome, die bei an Schizophrenie Erkrankten beobachtet werden, vorkommen können.

Der BSABS hat seine Ursprünge in einer Heidelberger Checkliste von 1962, die anhand der **spätkatamnestischen Untersuchungen** bei früheren Patienten der Heidelberger Psychiatrischen Universitätsklinik (s. G. HUBER 1966, 1968) und der **Erfahrungen** entwickelt wurde, daß viele **an Schizophrenie Erkrankte** in den über Jahrzehnte sich erstreckenden Verläufen die meiste Zeit zur **Selbstwahrnehmung der Defizienzen als Defizienzen,** zu ihrer Beschreibung und zur **Entwicklung von Selbsthilfe-,** Kompensations- und **Bewältigungsstrategien imstande** sind.

Geschichte, Stand und Entwicklungstendenzen der Lehre von den Basissymptomen und Basisstadien und ihre Bedeutung für Klinik und Psychopathologie, Verlaufs- und Ursachenforschung wurden in der Monographie "Schizophrene Basisstörungen" (SÜLLWOLD und HUBER 1986) dargestellt.

Der BSABS orientiert sich **nicht** an einer traditionellen diagnostischen Gruppierung und ist **nicht** so konstruiert, daß er im Einzelfall die Zuordnung zu einer herkömmlichen Diagnose anstrebt. Er ist **klinisch-deskriptiv, symptom-** und **syndrombezogen** und **vermeidet** im Untersuchungsansatz **einengende nosologische Bezüge.** Doch umfaßt das Untersuchungskollektiv, das der

---

* BS = Basissymptom/e

2

jetzigen Fassung des BSABS zugrundeliegt, nur Kranke, bei denen
die Diagnose einer Schizophrenie gesichert war.

Die Bonner Skala ist ein **Fremdbeurteilungsverfahren**, stützt
sich aber **ausschließlich auf die Selbstschilderungen der Pa-
tienten:** Die mit ihr erfaßten BS werden von den Patienten als
Störungen und **Defizienzen** erlebt und **berichtet.**

Der BSABS besteht aus drei Teilen: 1. dem **Manual**, 2. dem
Kommentar und 3. dem **Dokumentationsbogen.**

Die Benutzung des **Dokumentationsbogens** setzt die Kenntnis des
Manuals und des **Kommentars** voraus. Der Benutzer muß mit den
Definitionen, die im Manual gegeben und anhand **typischer
Statements** veranschaulicht werden, vertraut sein. Zusätzlich
sind Beispiele für "**gezielte Fragen**" zur Eruierung der BS an-
geführt. Bevor das Instrument für praktische und/oder wissen-
schaftliche Zwecke verwendet wird, sind in der Regel 10 Übungs-
explorationen unter Supervision eines erfahrenen BSABS-Benutzers
erforderlich.

Das Bonner Instrumentarium schreibt **keine besondere Methodik**
der Untersuchung vor und **verzichtet** bei der Dokumentation auf
eine **quantitative Graduierung.**

Die psychopathologische Exploration ist **zunächst frei** und nur
im **zweiten Teil strukturiert, ohne jedoch** ein standardisiertes
Interview mit fest vorgeschriebener Formulierung und Reihen-
folge der Fragen vorzusehen.

Die im Manual angeführten **gezielten Fragen** sind **obligatorisch,**
d.h. der Untersucher soll sie in ihrem wesentlichen Inhalt
bei dem betreffenden Item stellen. Die Fragen **können aber unter
Anpassung** an einen bestimmten Patienten und die jeweilige Si-
tuation **anders formuliert** werden. Solche Abweichungen werden
relativ häufig erforderlich sein, um die wichtigste Voraus-
setzung, eine gute psychopathologische Exploration mit gutem
Kontakt zum Patienten, zu erfüllen.

Ein BS darf nicht ohne weiteres als "**vorhanden**" oder "**nicht
vorhanden**" beurteilt werden, wenn der Patient die entsprechen-
den Fragen bejaht oder verneint. Der Untersucher soll bei jedem
BS den Patienten bitten, die **erlebten Beschwerden** und Störungen
genau zu beschreiben. Wenn nötig, sind außer den im Manual for-
mulierten gezielten Fragen **zusätzliche** Fragen zu stellen. Falls
der Untersucher **nicht sicher** ist, ob das betreffende BS vorhan-
den ist oder nicht, obschon er die entsprechenden Fragen ge-
stellt hat, ein guter Kontakt bestand und der Patient sich alle
Mühe gab, die Fragen zu beantworten, wird im Dokumentations-
bogen "**fraglich**" angekreuzt.

Mit der Bonn-Skala sollen nur Phänomene erfaßt werden, die der Patient **selbst wahrnimmt** und spontan oder auf Befragen berichtet und die im **intraindividuellen Vergleich vor Erkrankungsbeginn nicht vorhanden** waren.

Weil die BS im Krankheitsverlauf **ohne erkennbaren Anlaß** oder **in Abhängigkeit** von bestimmten Beanspruchungen und Situationen **fluktuieren** und **paroxysmal** oder **phasisch auftreten** oder sich **verstärken** können und auch bei schon seit Jahren relativ stabilen (irreversiblen) reinen Defizienzsyndromen **Schwankungen** (hinsichtlich Prozeßaktivität und Qualität - Übergang von Stufe-1-BS zu Stufe-2-BS) **vorkommen** können, ist eine **längere Zeitspanne**, in der Regel der gesamte Zeitraum seit Beginn des Basisstadiums, zu **berücksichtigen.**

Die Patienten sind also darauf **hinzuweisen,** daß sie **auch Schwankungen** im Befinden und nur **vorübergehend** vorhandene Beschwerden mitteilen sollen (s.a. Allgemeine Instruktionen). Die Fluktuation, die nur passagere, paroxysmale oder phasische Manifestation von BS und die Eigenart, daß BS ohne erkennbaren Anlaß wie auch ausgelöst durch bestimmte Situationen und Beanspruchungen (bei einigen BS - z.B. A.8, B.1, B.2 - sind solche Auslöser und Anlaßsituationen definitionsgemäß integrierender Bestandteil des Symptoms) auftreten können, ist immer wieder zu vergegenwärtigen.

Das Bonner Instrument kann für **wissenschaftliche Untersuchungen** bei **schizophrenen, schizoaffektiven** und **affektiven Psychosen** eingesetzt werden. Die mit ihm eruierten und dokumentierten subjektiven Basisdefizienzen bieten - in Verbindung mit den Befunden der experimentellen Psychologie - eine Chance zur Klärung der Frage, was die herkömmlich schizophren genannte Symptomatik eigentlich ist, d.h. was ihr zugrundeliegt und wie z.B. Symptome 1. Ranges sich beim einzelnen Kranken aus kognitiven und dynamischen Basisdefizienzen entwickeln. Die Kenntnis der BS und der Stufen und Modalitäten ihrer Entwicklung kann für **Forschung** und **Praxis,** für **Diagnose** und **Differentialdiagnose, Therapie** und **Rehabilitation** und dabei besonders auch für **Früherkennung, Frühbehandlung** und (Sekundär-) **Prävention** der Psychose i.e.S. genutzt werden.

Der **Erfassungszeitraum** kann **in Abhängigkeit von Fragestellung** und **Ziel** der Untersuchung **variiert** werden. **Einerseits** kann er **erweitert** und die ganze Zeit seit Beginn der Erkrankung (erste Manifestation eines Prodroms bzw. der Psychose) berücksichtigt werden, d.h. auch präpsychotische (prodromale) und postpsychotische Basisstadien vor und nach der ersten psychotischen Phase und vor und nach späteren psychotischen Manifestationen. **Andererseits** ist auch eine **Reduktion** des Beobachtungszeitraums möglich und notwendig, so bei Untersuchungen des Therapieverlaufs unter Behandlung mit Psychopharmaka oder/und psychologischen Behandlungsverfahren.

4

Bei **pharmakopsychiatrischen Therapiestudien**, bei denen derzeit
fast ausschließlich auf KRAEPELIN, BLEULER oder K. SCHNEIDER
gestützte Diagnosesysteme angewendet werden, lassen sich mit
dem BSABS **jetzt auch die Basisstadien und die sie konstituieren-
den BS**, die das Testmedikament beeinflussen soll, **erfassen**. Bei
der Behandlung mit Neuroleptika und Thymoleptika kann mit Hilfe
des BSABS im Verlauf von präpsychotischen (Prodrome, Vorposten-
syndrome) und postpsychotischen Basisstadien das Ansprechen
auf eine bestimmte, bekannte oder neue Substanz dokumentiert
werden.

Zur **Erfassung von Veränderungen** hinsichtlich Zahl und Art der
BS in postpsychotischen Basisstadien wird in der Regel bei der
ersten Anwendung des BSABS die Zeit seit Remission der pro-
duktiv-psychotischen Phase berücksichtigt, bei den **Kontrollen**
die Zeit seit der ersten Anwendung des BSABS (gewöhnlich 1 bis
3 Wochen).

Bei Verwendung der Bonn-Skala zur **Beurteilung des Therapiever-
laufs**, bei der **pharmakopsychiatrischen Behandlung** und bei der
Entwicklung, Evaluation und **Durchführung** von **psychologischen
Trainingsprogrammen** kann **zusätzlich** eine **quantitative Graduie-
rung** (z.B. sehr stark, mäßig oder gar nicht) der Items oder
eines Teils der Items **vorgenommen** werden, wobei neben dem Aus-
prägungsgrad bei bestimmten BS, so einem Teil der kognitiven
Denk-, Wahrnehmungs- und Handlungsstörungen (z.B. Gedankeninter-
ferenz, Gedankendrängen, optische Wahrnehmungsstörungen im Sinne
von C.2.3) und den Coenästhesien **auch die Häufigkeit des Auf-
tretens** zu berücksichtigen ist.

Die Begriffe **Basissymptom, Basisdefizienz** und **Basisphänomen**
werden im Bonner Instrument durchgehend **synonym** verwendet.
Basissymptom ist **nicht** mit **Basisstörung**, die dem transphäno-
menalen Bereich zuzurechnen und erlebnismäßig und phänomenolo-
gisch nicht faßbar ist, **identisch**. Auch mit den mit Hilfe des
Frankfurter Beschwerde-Fragebogens (FBF) statistisch ermittel-
ten Faktoren sind noch nicht die hypothetisch unterstellten
Basisstörungen des transphänomenalen Bereichs identifiziert.
Vielmehr sind diese Faktoren, und dies gilt erst recht für die
dem phänomenologischen Bereich zugehörigen BS, nur "Indikatoren
für das Wirksamwerden von Basisstörungen" (s. SÜLLWOLD 1986).

Die **Reliabilität** des BSABS hängt vom Training mit dem System
und davon ab, daß sich jeder Benutzer unabhängig von seiner
eigenen psychiatrischen Grundposition und Erfahrung an die im
Manual und Kommentar beschriebenen Anwendungsprinzipien hält.
Das Bonner Instrument kann **nur sinnvoll verwendet** werden, wenn
der Untersucher mit **Definitionen, typischen Statements** und den
weitergehenden Erläuterungen im **Manual** und **Kommentar** voll-
ständig vertraut ist.

* **(s.a. Kommentar:** Weitergehende Erläuterungen zur Einführung)

---

1 . Manual

Allgemeine Instruktionen

Mit dem BSABS sollen nur (subjektiv) **vom Patienten erlebte
Veränderungen, Beschwerden und Störungen** erfaßt werden, die
der Patient **im Vergleich mit dem Zustand v o r Beginn der
Erkrankung s e l b s t wahrnimmt und berichtet** (spontan oder
auf Befragen).

Der Patient ist darauf hinzuweisen, daß **auch Schwankungen im
Befinden,** also nur vorübergehend vorhandene Beschwerden und
Störungen, die ohne erkennbaren Anlaß (endogen-spontan) oder
ausgelöst durch bestimmte Situationen, Beanspruchungen und Be-
lastungen auftreten, berichtet und festgehalten werden sollen.

Rubrizierung der Basissymptome im BSABS **erfolgt nur dann, wenn
(1.)** die von den Patienten wahrgenommenen und berichteten **Be-
schwerden nicht nur** als **Stufe-1-Basissymptom, sondern auch** als
schon leidlich charakteristische **Stufe-2-Basissymptome** (mit
qualitativ besonderer Erlebnisweise) vorliegen, und/oder wenn
(2.) gleichartige Erlebnisweisen mit Beschwerdecharakter **vor
der Erkrankung** im intraindividuellen Vergleich **fehlen.**

Bei einem Teil der BS ist **nur das zweite Kriterium** erfüllt,
weil hier eine **quantitative Differenzierung** von schwächeren
und stärkeren Ausprägungsgraden, **aber keine** eindeutig quali-
tative Differenzierung möglich ist. **Zu diesen BS,** bei denen
eine qualitativ eigenartige Gegebenheitsweise auch im Verlauf
anhand der Selbstschilderungen der Patienten **nicht** nachweisbar
ist (die also nicht als schon einigermaßen charakteristische
Stufe-2-BS vorkommen), **gehören ein Teil der dynamischen De-
fizienzen (A.1 bis A.5, B.2.4), einige kognitive Denkstörungen**
(C.1.5, C.1.11, C.1.12), **bestimmte Wahrnehmungsstörungen**
(C.2.1 - Subtyp 1, C.2.2 - Subtyp 1, C.2.4 - Subtyp 1) **und
Handlungsstörungen** (C.3.4 - Subtyp 1) **sowie ein Teil der BS
der Hauptkategorie E** (z.B. E.1.4 - Subtyp 1, E.1.5, E.2.1, E.3).

B e a c h t e :

- **Zuerst freie psychopathologische Exploration** mit allgemeinen
  Fragen, **dann gezielte Fragen** nach bestimmten Beschwerden
  und Störungen.

6

- Die **Beurteilung** des Zustandes soll **in der Regel im Vergleich
  mit dem Zustand** (dem Befinden) **vor Beginn der Erkrankung** (s.
  auch "Einführung") erfolgen (intraindividueller Vergleich). -
  Der Untersucher soll den Patienten also fragen: "Welche Ver-
  änderungen, Beschwerden und Störungen sind im Vergleich mit
  der Zeit v o r Einsetzen der Erkrankung aufgetreten ?

- Dabei soll der **gesamte Zeitraum seit Beginn des Basisstadiums**
  berücksichtigt werden. Dies bedeutet, daß bei den **postpsycho-
  tischen Basisstadien die Zeitspanne seit Remission** der pro-
  duktiv-psychotischen schizophrenen Phase (Schub) zu erfassen
  ist. Dies gilt **auch dann, wenn** das postpsychotische Basis-
  stadium länger als 3 Jahre kontinuierlich persistiert und
  dann als **irreversibel** zu betrachten ist (irreversibel per-
  sistierendes Basisstadium = reines Residuum, reiner Defekt-
  zustand).

Entsprechend wird auch bei **Prodromen** verfahren, die vor der
zweiten und späteren Manifestation der schizophrenen Erkran-
kung beobachtet werden. Handelt es sich um ein Prodrom vor
der Erstmanifestation der schizophrenen Psychose und er-
folgt die Exploration nach Einsetzen der psychotischen Erst-
manifestation (noch während der produktiven Psychose oder
nach ihrer Remission im postpsychotischen Basisstadium),
wird in gleicher Weise verfahren.

Bei **präpsychotischen Vorläufern**, bei denen **nur die Wahrschein-
lichkeitsdiagnose eines Prodroms** bzw. **Vorpostensyndroms** einer
schizophrenen Erkrankung gestellt werden kann (weil bewei-
sende Symptome, z.B. solche 1. Ranges, fehlen) und bei denen
erst die spätere Verlaufsbeobachtung die Diagnose sichern
kann, wird gleichfalls die Zeitspanne seit Entwicklung des
Prodroms bzw. Vorpostensyndroms berücksichtigt. In solchen
Fällen kann erst der weitere Verlauf klären, ob es sich um
ein Vorpostensyndrom (mit vollständiger Remission des Syn-
droms) oder ein Prodrom (mit kontinuierlichem Übergang in
eine produktiv-psychotische schizophrene Phase) handelt.

- Der Dokumentationszeitraum kann auch bei **bestimmten Frage-
  stellungen** (z.B. Therapiestudien - s. auch "Einführung")
  variiert werden.

- Die **intraindividuelle Fluktuation**, das nur passagere, par-
  oxysmale oder phasische Auftreten der BS ist bei der Er-
  fassung der Beschwerden und der dabei zu berücksichtigenden
  Zeitspanne immer wieder zu vergegenwärtigen (s.a. Kommentar).

- Ein großer Teil der BS tritt **nicht nur endogen, sondern auch
  situagen,** d.h. ausgelöst durch bestimmte Situationen, Bean-
  spruchungen, Belastungen usw., auf.

Eine **situagene Auslösung der BS** (Auftreten in störendem Ausmaß) oder **situagene Verstärkung** des Symptoms ist besonders bei folgenden Items erkennbar: A.1.1, A.1.2, A.6.5, A.8.1 bis A.8.4, B.1.1 bis B.1.6, B.2.1 bis B.2.4, C.1.1, D.1 bis D.15.

- **BS, die als indirekte Minussymptome** bei A.1.2, A.6.5, B.1.1 bis B.1.6, B.2.1 bis B.2.3 oder E.3 **auftreten,** werden **nur dort** rubriziert (und **nicht** auch noch bei E.2, C.1.2, D, E.1 oder C.1.5).

- **Bewältigungsversuche** gegenüber den BS sind **gesondert** in der Zusatzkategorie F zu **rubrizieren.**

- **Phänomenologisch ähnliche Beschwerden** und Störungen, die auf **Effekte von Pharmaka,** insbesondere Psychopharmaka, oder auf **körperliche (Organ-) Erkrankungen** zurückzuführen sind, sind **auszuschließen.**

* (s.a. Kommentar !)

**A   D Y N A M I S C H E   D E F I Z I E N Z E N   M I T
D I R E K T E N   M I N U S S Y M P T O M E N   (D M S)**

(DMS sind obligat; IMS* können in einigen Items fakultativ
in Verbindung mit DMS auftreten)

A.1:   Erhöhte Erschöpfbarkeit

A.1.1: Erhöhte körperliche und seelisch-geistige **Erschöpfbarkeit
und Ermüdbarkeit, allgemeine Schwäche und Müdigkeit,
Kraftlosigkeit**, Gefühl der **Leistungsunfähigkeit**
(o h n e   IMS - s. A.1.2)

Die Beschwerden treten **nach körperlicher** und/oder **geisti-
ger Tätigkeit** (z.B. Fabrik-, Haus-, Garten- oder Feld-
arbeit, auch schon Bettenmachen, Anziehen, Essen) oder
(selten) **ausgelöst** durch **Witterungseinflüsse** auf. Sie kön-
nen **aber auch ohne** körperliche oder geistige Beanspruchung
und unabhängig von Witterungseinflüssen auftreten.

Schilderungen der Patienten wie: sich nicht anstrengen zu
dürfen, Neigung sich zu setzen oder zu legen, Erholungs-
pausen einzulegen, mit der Tätigkeit aussetzen, früh zu
Bett gehen zu müssen, u.ä., sind als **Bewältigungsversuche
(BV)** aufzufassen und müssen **zusätzlich noch bei F** regi-
striert werden.

B e a c h t e :
Abgrenzung gegen A.1.2: Dort sind diese Beschwerden **obligat
mit IMS** verbunden.

T y p i s c h e   S t a t e m e n t s :
Ich fühle mich mehr schlapp und müde, habe das Gefühl,
daß meine Kräfte nachlassen.

Die Leistungsfähigkeit ist nicht mehr so wie früher, Haus-
halt und Kinder strengen mich jetzt ganz gewaltig an.

Ich kann nicht mehr arbeiten wie ein gesunder Mensch, die
Leistungsfähigkeit hat nachgelassen. Schon wenn ich gefrüh-
stückt habe, lege ich mich wieder hin.

Jeder Wetterwechsel macht mir zu schaffen, ich werde dann
müde, schlapp und erschöpft.

G e z i e l t e   F r a g e n :
Fühlen Sie sich mehr müde, kraftlos und schlapp als früher ? -
Können Sie Ihre gewohnten Tätigkeiten im Haushalt, im Be-
ruf oder in der Freizeit genauso gut ausüben wie früher ? -
Fühlen Sie sich weniger leistungsfähig und schneller er-
schöpft, z.B. auch bei Wetterwechsel ? - Legen Sie deshalb
jetzt mehr Erholungspausen ein ?

---

* IMS = Indirekte Minussymptome (s. A.1.2)

A.1.2: Erhöhte **Erschöpfbarkeit** und **Ermüdbarkeit** (m i t IMS)

Erschöpfbarkeit und **Ermüdbarkeit** (d.h. DMS sind obligat !)
treten wie bei A.1.1 **nach körperlicher** Arbeit (Tätigkeit),
seltener **geistiger Beanspruchung** (selten ausgelöst durch
Witterungseinflüsse) auf, sind **aber o b l i g a t mit**
bestimmten **Symptomen verbunden, die wir** in diesem Zusammen-
hang als Ausdruck eines Mangels an Zentrierung und Ge-
richtetheit und damit gleichsam **als IMS auffassen.**

Hierher gehören u.a.:
IMS-1: Innere Erregung und Unruhe
IMS-2: Schlafstörungen
IMS-3: Zwanghaftes Grübeln (Haften), Unfähigkeit zur
       Extinktion (zum "Abschalten")
IMS-4: Coenästhesien
IMS-5: Zentral-vegetative Störungen
IMS-6: Konzentrationsstörungen

*   **(s.a. Kommentar !)**

B e a c h t e :

Die Patienten geben **hier fast immer einen Anlaß** (körper-
liche oder geistige Beanspruchung, selten Witterungsein-
flüsse) an, **während bei** A.1.1 Schwäche und Müdigkeit auch
ohne Beanspruchung geklagt werden.

Abgrenzung gegen B.2.1 – B.2.3: Dort fehlen DMS, das
Symptom tritt nicht nach körperlicher oder geistiger Be-
anspruchung, sondern nach **emotional** affizierenden Ereig-
nissen auf.

Falls durch körperliche oder geistige Beanspruchung **nur IMS**
(und **keine** DMS) auftreten, **Rubrizierung bei B.1.1 !**

T y p i s c h e   S t a t e m e n t s :
Nach der Arbeit fühle ich mich jetzt wie gerädert, bin er-
regt, überspannt (IMS-1) und kann dann nicht schlafen (IMS-2).

Ich werde sehr schnell müde von der Arbeit und kann trotz-
dem nicht abschalten. Abends muß ich dann weiter darüber
nachgrübeln, was tagsüber passiert ist (IMS-3).

Ich bin nach der Arbeit ganz fertig und habe dann ein
Krabbeln im ganzen Körper und furchtbare Schmerzen im
Kopf (IMS-4).

Körperliche Arbeit, auch schon Lesen und Radiohören machen
mich schlapp und müde. Ich muß dann wegen Herzklopfen,
Zittern (IMS-5) und Unkonzentriertheit (IMS-6) aussetzen.

(Forts. A.1.2 !)

(Forts. A.1.2)

<u>G e z i e l t e   F r a g e n</u> :

Treten zusammen mit Ihrer erhöhten Erschöpfbarkeit und
Ermüdbarkeit noch andere Beschwerden auf ? - Werden Sie
nach Ihrer gewohnten körperlichen oder geistigen Tätigkeit
innerlich unruhig, nervös oder kribbelig ? - Treten dann
Schlafstörungen auf ? - Müssen Sie nach diesen Tätigkeiten
noch weiter darüber nachgrübeln, obwohl Sie eigentlich
abschalten wollten ? - Treten dann auch körperliche Miß-
empfindungen oder Schwitzen, Zittern, Übelkeit, Herz-
klopfen, Schwindel oder Konzentrationsstörungen usw.
auf ?

———

A.2:   <u>**Erhöhtes Schlafbedürnis**</u>

Im intraindividuellen Vergleich mit dem Zustand vor Er-
krankungsbeginn besteht ein **erhöhtes Schlafbedürfnis**. Da-
bei ist die **Dauer des Nachtschlafes länger** und/oder es
sind **zusätzliche Schlafphasen tagsüber** (z.B. Mittagsschlaf)
erforderlich. Das erhöhte Schlafbedürfnis kann **auch nur
zeitweilig** und dann **in Abhängigkeit** z.B. von metereologi-
schen Faktoren in Erscheinung treten.

<u>**B e a c h t e :**</u>

A.2 ist anzukreuzen, wenn der Patient längere oder zu-
sätzliche Schlafphasen benötigt und seine **tatsächliche**
(gesamte) **Schlafzeit gegenüber den prämorbiden Verhält-
nissen erhöht** ist.

Erhöhtes Schlafbedürfnis ist **von einem Bewältigungsver-
such**, z.B. einer Neigung sich zu Bett zu legen ohne zu
schlafen, bei **A.1.1 abzugrenzen**. Auch außerhalb von A.1.1
kommen **sekundär-autistische Verhaltensweisen** (s. F) vor,
die von A.2 **zu differenzieren** sind.

<u>**T y p i s c h e   S t a t e m e n t s :**</u>

Ich gehe früher schlafen als vor der Erkrankung und
schlafe morgens länger als früher.

Im Gegensatz zu früher brauche ich jetzt regelmäßig meinen
Mittagsschlaf und muß mich auch tagsüber noch zum Schlafen
hinlegen.

Ich muß ständig gegen mein Schlafbedürfnis ankämpfen und
brauche insgesamt viel mehr Schlaf als früher.

<u>**G e z i e l t e   F r a g e n :**</u>

Müssen Sie mehr schlafen als früher ? - Gehen Sie abends
früher zu Bett oder schlafen Sie morgens länger als
früher ? - Müssen Sie auch tagsüber noch schlafen ?

<u>**A.3:**</u>   <u>**Minderung an Spannkraft, Energie; Ausdauer, "Geduld"**</u>

<u>**A.3.1:**</u> **Minderung** (Verlust, Einbuße) an **Spannkraft** und **Energie**

Diese Einbußen kommen **auch in folgenden Bezeichnungen** zum
Ausdruck: Beeinträchtigung von **Kraft** (Tatkraft, Schaffens-
kraft), **"Lust", Vitalität; Nicht-mehr-so-Können wie früher.**

Sie werden in der Regel **nicht nur kühl konstatiert**, sondern
mit deutlich erkennbarer **gefühlsmäßiger Betroffenheit** ge-
schildert. Fast stets versucht der Patient, die **erlebte Ein-
buße** durch Mühegabe und Willensanstrengung **auszugleichen.**
Im Vergleich mit der Zeit vor der Erkrankung ist also die
"Es-Energie" gemindert bei vorhandener bzw. erhöhter Mühe-
gabe und Willensanstrengung.

Schilderungen der Patienten wie: **Sich-mehr-anstrengen-,
Sich-mehr-Mühe-geben-Müssen als früher; das Arbeitstempo**
(allgemein das psychische Tempo) **verringern müssen, u.ä.,**
sind als **Bewältigungsversuche zusätzlich bei F zu rubri-
zieren !**

<u>**B e a c h t e :**</u>
Abgrenzung gegen A.4: Dort Einbußen an Elan, Schwung und
Antrieb.

Abgrenzung gegen A.6.3: Dort Verlust an Interesse.

Schildert der Patient **primär nur,** daß er sich mehr an-
strengen, sich mehr Mühe geben muß als früher, wird das
Symptom **nur (hier) registriert, wenn** durch gezielte Fragen
eruiert werden kann, daß dieser **Bewältigungsversuch auf
einem Verlust an Energie und Spannkraft usw. beruht.**

<u>**T y p i s c h e   S t a t e m e n t s :**</u>
Es fehlt mir die Energie zum Arbeiten. Der Wille ist zwar
da, aber ich kann nicht mehr so wie früher, alles wird
mir zu viel.

Ich habe keine richtige Spannkraft mehr, die Schaffenskraft
ist weniger geworden und die Arbeit kostet mehr Anstrengung
als früher.

Früher war ich mit Lust und Liebe bei der Arbeit, jetzt
sind Lust und Vitalität verlorengegangen, mit dem Arbeits-
tempo klappt es nicht mehr so.

<u>**G e z i e l t e   F r a g e n :**</u>
Bringen Sie noch die gleiche Energie und Spannkraft bei
der Arbeit auf wie früher ? - Hat Ihre Energie, Spann-
kraft (Tatkraft, Vitalität) nachgelassen ? - Müssen Sie
sich jetzt mehr Mühe geben und mehr anstrengen bei der
Arbeit ? - Können Sie noch so zügig und rasch arbeiten wie
früher ?

A.3.2: **Minderung** (Verlust, Einbuße) an **Ausdauer** und "**Geduld**"

Einbuße an **Ausdauer** und **Durchhaltefähigkeit**; an "**Geduld**" und "**Ruhe**" i.S. einer Minderung der Fähigkeit, bei einer Sache (einer Arbeit) zu bleiben, still sitzen zu bleiben.

Die **Einbußen zeigen sich z.B. bei Tätigkeiten wie** Zeitunglesen, Zeichnen (Malen), Briefeschreiben, Handarbeiten (Stricken, Nähen, Flicken) oder beim Rosenkranzbeten; die **Patienten müssen häufig unterbrechen** und/oder immer wieder **neue Tätigkeiten anfangen.**

<u>B e a c h t e :</u>

Klagt der Patient **nur über innere Erregung** und Unruhe (IMS-1), **muß** durch gezielte Fragen **geklärt werden, ob eine Einbuße an Ausdauer** und "**Geduld**" (oder etwa **erhöhte Erschöpfbarkeit** - A.1.2) **vorliegt.**

Das **Unvermögen, ruhig sitzen zu bleiben** (mit zugleich innerer wie oft auch äußerer Unruhe), **entspricht erlebnismäßig** (und phänomenologisch) als endogene (morbogene) Akathisie **der pharmakogenen Akathisie.**

<u>T y p i s c h e   S t a t e m e n t s :</u>

Ich habe nicht mehr so viel Ausdauer wie früher, habe z.B. zu Handarbeiten keine Geduld mehr, das macht mich innerlich unruhig und kribbelig.

Ich kann nicht mehr von Anfang bis Ende durchhalten, lege das Angefangene aus der Hand, mache eine Pause, um wieder anzufangen oder etwas anderes anzufangen.

Die Durchhaltefähigkeit ist nicht mehr so wie früher. Ich habe nicht mehr die innere Ruhe wie vor der Erkrankung, kann nicht mehr ruhig sitzen bleiben.

<u>G e z i e l t e   F r a g e n :</u>

Sind Sie noch genauso ausdauernd, geduldig und durchhaltefähig wie vor der Erkrankung ? - Können Sie jetzt nicht mehr so leicht bei einer Sache bleiben und werden innerlich unruhig ? - Können Sie noch genauso gut bei einer Arbeit sitzen bleiben wie früher ?

———

A.4:   <u>**Minderung an Antrieb, Aktivität, Schwung, Elan, Initiative**</u>

Diese Einbußen können auch in Bezeichnungen wie **Minderung an Unternehmungsgeist, Unternehmungslust, an innerer Dynamik, an Lebens-** und **Zukunftsplanung** zum Ausdruck gebracht werden.

Sie können sprachlich auch positiv formuliert werden, z.B. wie: **man sei ruhiger (phlegmatischer) geworden.**

Es ist **hier ein Antriebs-,** nicht ein Interessenverlust gemeint. **Bei vorhandenem Interesse mangelt es an der Fähigkeit, das Interesse in Aktivität umzusetzen.**

Die **Schilderung** der Antriebshemmung **kann auch einer psychomotorischen Hemmung entsprechen:** man habe Hemmungen; es gehe nicht mehr so von der Hand; alltägliche Tätigkeiten, die man sich vornehme (Knöpfe annähen, sich anziehen), würden nicht verwirklicht.

Viele hierher gehörige Schilderungen lassen eine **weitgehende phänomenologische Übereinstimmung mit der psychomotorischen Hemmung zyklothym Depressiver** erkennen: man müsse sich zur Arbeit überwinden, sich aufraffen, alles strenge an.

*   **(s.a. Kommentar !)**

<u>**B e a c h t e :**</u>

Abgrenzung gegen A.1.1: Dort Bewältigungsversuche bzw. Reaktionen auf das Basissymptom.

Abgrenzung gegen A.3.1: Dort Einbußen an Energie und Spannkraft (Tenazität).

Abgrenzung gegen A.3.2: Dort Einbußen an Ausdauer, Unfähigkeit, bei einer Sache zu bleiben.

Abgrenzung gegen A.6.2 und A.6.3: Dort Gefühls- und Interessenverarmung hinsichtlich Zustands- und Fremdwertgefühlen.

<u>**T y p i s c h e   S t a t e m e n t s :**</u>

Der Elan hat abgenommen, es ist kein innerer Schwung mehr da, ich vermisse meine innere Dynamik.

Ich bin ausgesprochen inaktiv und initiativearm geworden und nicht mehr so unternehmungslustig wie vor der Erkrankung.

Es sind Ansätze da, frühere Hobbies zu betreiben, doch werden sie nicht verwirklicht. Ich möchte es gerne tun, kann es aber nicht.

<u>**G e z i e l t e   F r a g e n :**</u>

Fühlen Sie sich noch genauso aktiv wie früher ? - Fehlen Ihnen heute der frühere Elan und Schwung ? - Bringen Sie noch die gleiche Initiative auf, etwas zu planen und zu unternehmen wie früher ?

———

A.5: **Mangelnde Entscheidungsfähigkeit, Entschlußschwäche, Unschlüssigkeit**

Unfähigkeit, sich zwischen zwei oder mehr Möglichkeiten zu entscheiden. Entschlußschwäche (Unschlüssigkeit) auch bei einfachsten Alltagsentscheidungen.

Der Patient kann sich **überhaupt nicht entscheiden** oder er **benötigt mehr Zeit als früher,** bis er einen Entschluß faßt; oder er **zweifelt einen** einmal gefaßten **Entschluß sofort wieder an** und/oder stößt ihn um.

Die Entschlußschwäche zeigt sich z.B. bei alltäglichen Entscheidungen wie: welches Gericht gekocht oder im Geschäft (Selbstbedienungsladen, Supermarkt), welche Ware gekauft werden soll.

Es besteht also eine **Unfähigkeit, zwischen verschiedenen Objekten auszuwählen (Auswahlunfähigkeit).**

B e a c h t e :

Abgrenzung gegen B.3.1: Dort Unfähigkeit, spontan und unbekümmert zu reagieren (Verlust an Naivität)

T y p i s c h e - S t a t e m e n t s :

Es fällt mir besonders schwer, in einem Laden Entscheidungen zu treffen, ich kann mich für dies oder jenes einfach nicht entscheiden.

Seit der Erkrankung kann ich mich zu nichts mehr entschließen, früher habe ich rascher und leichter Entschlüsse fassen können.

Wenn ich überlege, ob ich nachmittags wegfahren soll oder nicht, bin ich heute hin- und hergerissen und kann 1/4 Stunde später wieder anders entscheiden als vorher.

G e z i e l t e   F r a g e n :

Können Sie sich noch genauso gut und genauso schnell entscheiden wie früher ? - Zweifeln Sie einen einmal gefaßten Entschluß jetzt leichter an und stoßen ihn unter Umständen rasch wieder um ?

———

A.6: Affektive Veränderungen

von Grundstimmung, Resonanzfähigkeit (A.6.1),
Zustands- (A.6.2) und Fremdwertgefühlen (A.6.3).
Minderung des Kontaktbedürfnisses (A.6.4). Phasische
Verstimmungen (A.6.5)

A.6.1: Veränderungen von Grundstimmung und emotionaler Resonanzfähigkeit

Negative Veränderungen der **Lebensgrundstimmung** i.S. der
Depressivität (Herabgestimmtsein). Die **Depressivität über-
wiegt, auch wenn** kurze, nur Tage dauernde Besserungen
(Fluktuationen) möglich sind.

Die **Fähigkeit, sich zu freuen, ist gemindert** oder ver-
lorengegangen. Gelegentlich klagen die Patienten auch
darüber, **nicht mehr so weinen zu können wie früher.**

Die Patienten **schildern die negativen Zustandsgefühle**
in Formulierungen wie: sie seien ernster, schwermütiger,
gedrückter, gedämpfter, "immer deprimiert"; oder: sie
seien nicht mehr so heiter, munter, unbeschwert wie früher;
oder: sie seien nicht mehr so sensibel und empfänglich,
hätten nicht mehr Lebensfreude und Lebensmut wie früher.

Die Patienten geben oft **spontan nicht** an, woran oder
worüber sie sich nicht mehr freuen. **Spontane, konkrete
Angaben** hierzu, z.B. keine Freude mehr an der Natur, über
den Frühling usw., **beziehen sich auf mehr überindividuelle
(nicht** persönlichkeitsspezifische, **sondern** allgemein-
menschliche) **Objekte.**

* **(s.a. Kommentar !)**

B e a c h t e :
Abgrenzung gegen A.6.3: Dort ist mehr die **individuelle,**
von Persönlichkeit und Lebensgeschichte geprägte **Wert-
sphäre** betroffen.

Abgrenzung gegen A.6.5: Dort **phasisch abgrenzbare Ver-
stimmungen.**

T y p i s c h e   S t a t e m e n t s :
Ich bin nicht mehr so heiter, so sensibel und lustig,
nicht mehr so empfänglich für das Schöne wie früher.

Meine Stimmung ist immer trübe und traurig, so richtig
fröhlich sein und mich freuen, kann ich nicht mehr.

Meine Stimmung ist kontinuierlich schlecht, weinen kann
ich fast überhaupt nicht mehr.

G e z i e l t e   F r a g e n :
Können Sie sich noch genauso freuen und froh sein wie
früher ? - Können Sie noch genauso lachen und lustig sein
wie früher oder können Sie jetzt gefühlsmäßig nicht mehr
so reagieren ?

———

A.6.2: **Unfähigkeit zur Diskriminierung verschiedener Gefühls-
qualitäten (Veränderungen von Zustandsgefühlen)**

Beeinträchtigung der Fähigkeit, **verschiedene Gefühlszu-
stände zu unterscheiden.** Der Patient ist **unsicher in der
Diskriminierung von Gefühlen,** die er erlebt. Unterschied-
liche **emotionale Qualitäten unterscheiden sich nicht mehr
klar und eindeutig voneinander.** Jede emotionale Erregung
erhält einen unangenehmen **(negativen) Gefühlsakzent,** so
daß z.B. Freude gleichermaßen unlustgetönt wird wie Ärger
oder Zorn. Es kommt nicht mehr zu eindeutig positiven
Zustands-, Selbstwert- und Fremdwertgefühlen.

*   **(s.a. Kommentar !)**

T y p i s c h e   S t a t e m e n t s :

Meine Gefühle sind alle gleichermaßen unangenehm für
mich geworden. (FBF 1)

Wenn ich mich aufrege, weiß ich oft nicht mehr, ob ich
Freude oder Zorn fühle. (FBF 3)

G e z i e l t e   F r a g e n :

Können Sie unangenehme und angenehme, negative und
positive Gefühle heute noch genauso klar und deutlich
unterscheiden wie vor der Erkrankung ? - Oder sind Sie
jetzt unsicher, ob Sie z.B., wenn Sie sich erregen, Freude,
Ärger oder Zorn fühlen ? - Sind alle gefühlsmäßigen Er-
regungen heute eher unlustgetönt ?

———

A.6.3: **Abschwächung** (Minderung, Verlust) **bejahender Fremdwert- und Sympathiegefühle**

Einbußen an **Liebe, Zuneigung, Mitleid, Interesse für andere Menschen oder für Dinge.** Sie werden als Gefühls- mattigkeit bis hin zur Gefühllosigkeit gegenüber anderen Menschen oder Dingen, die zur **individuellen emotionalen Wertsphäre** des Patienten gehören (z.B. Kunst und Litera- tur, Gedichte, Religion, Gesang), geschildert.

Es handelt sich dabei um **nahe Bezugspersonen,** doch auch um das **Schicksal nicht näher** oder überhaupt nicht persön- lich **bekannter anderer Mitmenschen** (Altern, Leiden und Tod anderer, Unglücksfälle, Beerdigungen, durch die **Medien vermittelte Nachrichten** über Katastrophen).

Das "Gefühl für Gefühllosigkeit" ist hier **auch dann** zu **rubrizieren, wenn nicht entscheidbar** ist, ob der Patient unter den Einbußen **leidet oder** sie nur **ohne erkennbare gefühlsmäßige Beteiligung wahrnimmt.**

* **(s.a. Kommentar !)**

<u>B e a c h t e :</u>

Abgrenzung gegen A.4: Dort Verlust an Antrieb und Aktivität.

Abgrenzung gegen A.8.2: Dort **Bewältigungsversuch** (Ver- meidungsverhalten) gegenüber bestimmten, alltäglichen sozialen Situationen bei **erhaltenem** Interesse.

<u>T y p i s c h e   S t a t e m e n t s :</u>

Mein Gefühl für andere ist nicht mehr so stark wie früher. Ich bin gleichgültiger geworden.

Dinge, die mich früher interessiert haben, interessieren mich jetzt gar nicht mehr.

Ich habe früher gerne gelesen, das hat mich gefühlsmäßig angesprochen, aber heute erlebe ich das nicht mehr so wie früher. Ich liebe auch die Angehörigen und Freunde nicht mehr mit der Intensität wie früher.

<u>G e z i e l t e   F r a g e n :</u>

Sind Sie noch genauso interessiert und gefühlsmäßig be- teiligt an Dingen, mit denen Sie sich früher gerne be- schäftigt haben oder empfinden Sie sich jetzt als gleich- gültiger ? - Empfinden Sie Ihren Angehörigen und Freunden gegenüber die gleiche gefühlsmäßige Zuneigung und/oder Anteilnahme wie früher ? - Oder sind Sie gegenüber Ange- hörigen, Freunden oder anderen Menschen überhaupt kühler und weniger empfindungsfähig geworden ?

A.6.4: **Minderung des Kontaktbedürfnisses**

Der Patient nimmt wahr, daß er **nicht mehr** den früher vorhandenen **engen persönlichen Kontakt** zu bestimmten Bezugspersonen hat, **ohne darunter erkennbar zu leiden.** Es ist ein **sachliches Konstatieren** und Registrieren des **Kontaktverlustes**; ein **Wunsch** (Bedürfnis) **nach mehr Kontakten besteht nicht.**

Es handelt sich **nicht um ein Vermeide- und Bewältigungsverhalten** im Sinne des sekundären Autismus (s. F.1): Dort zieht der Patient sich zurück, weil er die Erfahrung gemacht hat, daß mitmenschliche Kontakte sich ungünstig auf sein Befinden auswirken.

* (s.a. Kommentar !)

B e a c h t e :

Abgrenzung gegen A.7.1: Dort gestörte Kontaktfähigkeit bei **vorhandenem** Kontaktbedürfnis.

T y p i s c h e   S t a t e m e n t s :

Auf den Kontakt mit Arbeitskollegen oder Verwandten lege ich keinen Wert.

Der Kontakt nach außen ist geringer geworden, ich habe zwar gelegentlich noch Kontakt mit anderen Menschen, lebe jedoch weitgehend zurückgezogen.

Ich möchte gar nicht mehr Kontakte haben, möchte nicht mehr so viele Freunde haben. Ich fühle mich wohl so.

G e z i e l t e   F r a g e n :

Sind Sie noch genauso kontaktfreudig wie früher ? - Sind Sie jetzt mehr zurückgezogen und mehr auf Distanz, z.B. gegenüber Freunden, Verwandten, Arbeitskollegen usw. ? - Hätten Sie gerne mehr Kontakte zu anderen Menschen ?

A.6.5: Phasenhafte depressive Verstimmungen

Ohne erkennbaren Anlaß **(endogen)** oder **mit Anlaß** (gewöhnlich psychisch-reaktiv ausgelöst) auftretende, **phasisch abgrenzbare depressive, depressiv-hyperge oder subdepressive Verstimmungen o h n e und m i t** Coenästhesien.

Depressiv-agitierte oder **hypomanische** (bzw. **maniforme**) Syndrome im Anschluß oder in Verbindung mit **depressiven** Syndromen kommen gelegentlich (selten) vor.

Die Zustände dauern einige Stunden, Tage oder auch Wochen und treten im Verlauf als Verstärkung und Vertiefung des dynamischen Defizienzsyndroms in Erscheinung.

* **(s.a. Kommentar !)**

B e a c h t e :

Falls Coenästhesien vorhanden sind, Rubrizierung des Typs **nur hier** (bei A.6.5) **(und nicht** zusätzlich bei D)

T y p i s c h e S t a t e m e n t s :

Ich habe immer mal wieder Stimmungsschwankungen zum Depressiven hin. Schon mal 3 Wochen, wo ich gedrückter Stimmung bin, dann bin ich auch energielos, habe zu nichts mehr Lust.

Ich habe manchmal Depressionen, stundenweise, manchmal tageweise, zum Teil wetterbedingt oder auch nach Aufregungen. Ich sehe dann alles so schwarz, habe nicht mehr die Kraft und die Lust zum Arbeiten.

Ich habe immer wiederkehrende Verstimmungszustände, die meine Arbeitsfähigkeit erheblich beeinträchtigen.

Öfter, besonders im Frühjahr und Herbst, verschlechtert sich mein Zustand für einige Wochen. Ich bin dann niedergeschlagen und kann mich kaum zu etwas aufraffen. Zeitweilig habe ich dann in der Nabelgegend und auf die rechte Seite ziehende Schmerzen und brennende Mißempfindungen, die nach einigen Stunden wieder verschwinden.

G e z i e l t e F r a g e n :

Erleben Sie manchmal mit oder ohne Anlaß Zeiten, in denen Sie depressiv, interesselos, ohne Antrieb sind ? - Sind Sie manchmal auch in einer Hochstimmung ? - Sind diese Verstimmungszustände verbunden mit körperlichen Mißempfindungen ?

A.7: **Störung der Kontaktfähigkeit und des In-Erscheinung-Tretens**

A.7.1: **Minderung der Kontaktfähigkeit bei vorhandenem Kontaktwunsch**

Erschwerung oder Unfähigkeit, **Kontakt** zu anderen Menschen **aufzunehmen** oder aufrechtzuerhalten **bei vorhandenem Bedürfnis nach** zwischenmenschlichen emotionalen **Kontakten.**

Die Patienten erleben und **schildern** die Kontaktstörung auch als **Hemmung, Unsicherheit, Befangenheit, Scheu, Verkrampftheit** im Umgang mit Menschen.

B e a c h t e :

Abgrenzung gegen A.6.4: Dort Minderung des Kontaktbedürfnisses.

T y p i s c h e   S t a t e m e n t s :

Durch die Krankheit bin ich nicht mehr ganz so sicher im Umgang mit Menschen. Ich wünsche mir zwar mehr Kontakt mit Menschen, aber ich suche andere Menschen nicht auf, das fällt mir schwerer als früher.

Wenn ich mich mit Freunden unterhalte, bin ich befangen und gehemmt.

Seit der Erkrankung habe ich die Unbefangenheit im Umgang mit Kameraden verloren.

G e z i e l t e   F r a g e n :

Können Sie den Kontakt mit anderen Menschen noch genauso aufnehmen und aufrechterhalten wie früher ? - Fühlen Sie sich im Umgang mit anderen Menschen unsicherer, verkrampfter und befangener als früher ? - Haben Sie dabei das Bedürfnis, Kontakt mit anderen Menschen zu haben ?

———

<u>**A.7.2:**</u> **Störung des In-Erscheinung-Tretens**

Störung der **Selbstverfügbarkeit** und **Kontrolle** in bezug
auf das **eigene Verhalten**, insbesondere hinsichtlich
Gestik, Mimik, Blick und Sprache.

Die Patienten haben das Gefühl, daß sie **nicht** (mehr)
**imstande sind, sich so auszudrücken und in Erscheinung zu
treten, wie** es ihren Gefühlen und Regungen entspricht.

Sie erleben und **schildern**, daß ihr **Verhalten**, ihre **Mimik**
und **Gestik** nicht mehr das **ausdrücken**, was sie empfinden,
irgendwie **entstellt** und **verzerrt**, ihrer **Kontrolle** und
Steuerung entzogen seien.

Die Störungen des In-Erscheinung-Tretens können auch **mit
erlebten Wahrnehmungsveränderungen** am eigenen Gesicht,
an Gesicht und/oder Gestalt anderer Menschen **kombiniert**
vorkommen, die **dann bei C.2.3 zu rubrizieren** sind.

*   **(s.a. Kommentar !)**

B e a c h t e :

Abgrenzung gegen C.1.7: Dort sind sprachliche Präzision
und Wortflüßigkeit beeinträchtigt und weniger der sprach-
liche Ausdruck von Gefühlsregungen.

Abgrenzung gegen C.2.3: Dort Wahrnehmungsveränderungen
am eigenen Gesicht (sog. Spiegelphänomen) (s.o.).

Abgrenzung gegen D.1.1: Dort somatopsychische Depersona-
lisation.

T y p i s c h e   S t a t e m e n t s :

Ab und zu habe ich das Gefühl, daß mein Gesicht ganz
anders ist, die Augen anders stehen und man mir meine
Erkrankung ansieht.

Bei Unterhaltungen kann ich die Leute oft nicht ansehen.
Ich habe dann den Eindruck, daß mein ganzes Gesicht ver-
krampft ist, das Gefühl, lachen und blöde grinsen zu
müssen.

Ich lache so tierisch und komisch, bin jetzt ganz ent-
stellt. Meine Gesichtszüge sind ganz anders. Ich sehe
anders aus als früher, das Lachen, die Augen, alles hat
sich verändert. (= Kombination mit C.2.3)

G e z i e l t e   F r a g e n :

Haben Sie manchmal das Gefühl, daß Sie Ihr Verhalten,
ihre Mimik und Gestik nicht mehr so kontrollieren und
steuern können wie früher ? - Kommt es vor, daß sich
Ihr Gesichtsausdruck verändert, obwohl Sie es gar nicht
wollen ?

———

A.8:   <u>Minderung der psychischen Belastungsfähigkeit gegen-</u>
<u>über bestimmten Stressoren</u>

(s.a. B.1: dort   m i t   IMS!)

<u>Allgemeine Anmerkungen</u>

Das dynamische Defizit (die Minderung der Belastungs-
fähigkeit, die **Herabsetzung der Toleranzschwelle gegen-**
über bestimmten Stressoren) kommt in Klagen über eine

    "Herabsetzung der Belastbarkeit gegenüber **ungewöhn-**
    lichen und neuen Anforderungen" (A.8.1),

    "Herabsetzung der Belastbarkeit gegenüber **bestimmten,**
    alltäglichen Situationen " (A.8.2),

    "Unfähigkeit, unter Zeitdruck zu arbeiten" (A.8.3),

    "Unfähigkeit, die Aufmerksamkeit zu spalten" (A.8.4)

zum Ausdruck.

Die Patienten klagen, sie würden jene Situationen nicht
vertragen (verkraften); sie würden sie überbeanspruchen,
sie seien zu anstrengend, zu viel für sie, würden sie an-
greifen, seien eine (zu große) Belastung; sie seien dann
ganz fertig; jene Situationen führten zu einer Ver-
schlechterung (Rückfall); sie würden sie, weil sie un-
günstig oder gefährlich für sie seien, meiden.

Die von den Patienten geschilderten **Bewältigungsversuche**
(BV) sind **zusätzlich noch bei F zu registrieren** !

DMS (im Sinne von A.1 bis A.7) werden in der Regel **nicht**
geschildert. **Falls** - was nach unseren bisherigen Erfah-
rungen sehr selten vorkommt - DMS (im Sinne von A.1 bis
A.7) **z u s a m m e n**   mit IMS in den in Rede stehenden
Situationen **auftreten, erfolgt Rubrizierung hier bei A.8!**

  *   **(s.a. Kommentar !)**

<u>B e a c h t e :</u>

Abgrenzung gegen B.1: Dort ist die Minderung der Be-
lastungsfähigkeit gegenüber bestimmten Situationen
o b l i g a t   mit **IMS verbunden, während** DMS im Sinne von
A.1 bis A.7 fehlen !

A.8.1: **Minderung der psychischen Belastungsfähigkeit gegenüber ungewöhnlichen, unerwarteten, besonderen, neuen Anforderungen**

Diese Anforderungen **beziehen sich** auf die (nahe) **Zukunft**, auf die **Gegenwart** oder die (nahe) **Vergangenheit**; d.h. die betreffende, eine Anforderung enthaltende Situation steht bevor, ist gegeben oder gerade abgelaufen.

Bei den Situationen handelt es sich **um zusätzliche** (z.B. arbeitsmäßige) **Anforderungen**, um **bevorstehende ungewöhnliche Ereignisse** (z.B. Behördengang, Familienfeier), um **bevorstehende** oder **bereits eingetretene Umgebungsveränderungen** (Umzug, Urlaub, Handwerker in der Wohnung) oder um **ärztliche** (psychologische) **Untersuchungen.**

B e a c h t e :

Abgrenzung gegen B.1.2: Dort kommt es in diesen Situationen zu IMS.

T y p i s c h e   S t a t e m e n t s :

Wenn ich mich auf etwas Neues einstellen muß, kann ich das nicht mehr verkraften.

Wenn etwas dazwischen kommt, was nicht in das Programm paßt, ist das für mich gefährlich.

Wenn alles seinen Weg geht, nichts außer der Reihe kommt, dann geht es einigermaßen gut.

G e z i e l t e   F r a g e n :

Fühlen Sie sich gegenüber neuen, ungewöhnlichen oder überraschend auftretenden Anforderungen noch genauso belastungsfähig wie vor der Erkrankung ? - Muß jetzt alles seinen gewohnten Weg gehen, damit es Ihnen nicht schlechter geht ?

A.8.2: **Minderung der psychischen Belastungsfähigkeit gegenüber bestimmten alltäglichen, primär affektiv neutralen sozialen Situationen**

Es handelt sich um **bestimmte soziale Alltagssituationen,** die **affektiv neutral** sind und nicht schon von vornherein ein negatives Vorzeichen tragen.

Solche Situationen können sein:

    (Subtyp 1): **Unterhaltung** von oder mit Menschen, **Besuche** (Besucher);
    (Subtyp 2): **Gegenwart zu vieler Menschen,** "Trubel" und "Rummel" bei gesellschaftlichen Veranstaltungen, in Kaufhäusern, öffentlichen Verkehrsmitteln, in der Stadt, im Straßenverkehr;
    (Subtyp 3): **optische** und/oder **akustische** (Über-)**Stimulation,** insbesondere durch elektronische Medien.

Die Patienten versuchen, diese **Situationen zu vermeiden,** weil sie ihren Zustand **ungünstig** beeinflussen.

* **(s.a. Kommentar !)**

B e a c h t e :

Abgrenzung gegen B.1.3: Dort kommt es in diesen Situationen obligat zu IMS.

T y p i s c h e   S t a t e m e n t s :

Obschon ich gerne in Gesellschaft bin, strengen mich jetzt die Unterhaltungen sehr an. Auch wenn andere sich unterhalten, greift mich das an. Vorher hätte ich das ganze Haus voll Besuch haben können, jetzt kann ich das nicht mehr vertragen.

Ich kann es nicht vertragen, wenn viele Menschen da sind, es strengt mich schon an, wenn ich auch nur an vielen Menschen vorübergehen soll.

Ich bin aus dem Betrieb in der Stadt weggelaufen. In Kaufhäuser gehe ich gar nicht erst, weil das zu viel Trubel und Rummel für mich ist.

Fernsehen ist wegen der schnellen Bilderfolge für mich unerträglich.

G e z i e l t e   F r a g e n :

Können Sie die Unterhaltung anderer Menschen miteinander oder mit Ihnen noch genauso gut vertragen wie vor der Erkrankung ? - Belastet Sie die Gegenwart vieler Menschen jetzt mehr ? - Kommen Sie mit dem Trubel und Rummel , z.B. bei geselligen Veranstaltungen, in Kaufhäusern, in öffentlichen Verkehrsmitteln, in der Stadt oder im Straßenverkehr, noch genauso gut zurecht ? - Belasten Sie Informationen, die Sie - wie im Fernsehen - mit Augen und Ohren aufnehmen müssen, jetzt mehr ?

———

A.8.3: **Minderung der psychischen Belastungsfähigkeit gegenüber Arbeit unter Zeitdruck oder gegenüber rasch wechselnden unterschiedlichen Anforderungen**

Verminderte Fähigkeit, **innerhalb** einer bestimmten, **geforderten Zeit eine Arbeit auszuführen** oder **unterschiedlichen, rasch wechselnden Anforderungen nachzukommen.**

Die Patienten berichten, daß sie **Zeitdruck** (Hetze, Hektik) **nicht verkraften** und solche Situationen sich **ungünstig** auf ihr Befinden auswirken.

Aufgrund dieser **negativen Erfahrungen** entwickeln sie BV: Sie meiden solche Situationen oder versuchen, sich die Arbeit einzuteilen.

* **(s.a. Kommentar !)**

B e a c h t e :

Abgrenzung gegen A.8.4: Dort **Unfähigkeit, die Aufmerksamkeit zu spalten.**

Abgrenzung gegen B.1.4: Dort kommt es in diesen Situationen zu IMS.

T y p i s c h e   S t a t e m e n t s :

Unter Zeitdruck zu arbeiten, das kann ich nicht mehr, ich vermeide Hetze und muß alles in Ruhe regeln.

Ich muß schön alles nach der Reihe machen. Wenn einer dies, der andere jenes will, dann kann ich mir das nicht zutrauen.

Zu viele Anforderungen auf einmal, z.B. wenn jeder andere Wünsche hat, die man auseinanderhalten muß, kann ich nicht ertragen.

G e z i e l t e   F r a g e n :

Können Sie noch genauso gut unter Zeitdruck arbeiten wie früher ? - Wenn unterschiedliche, rasch wechselnde Anforderungen in einer bestimmten Zeit zu erledigen sind, kommen Sie dann damit noch genauso gut zurecht ?

A.8.4: Unfähigkeit, die Aufmerksamkeit zu spalten

Die Patienten sind **nicht mehr imstande, zwei** oder **mehreren Anforderungen**, die verschiedene Sinnesmodalitäten beanspruchen, **gleichzeitig zu genügen.** Sie sind nicht imstande, **sensorische Daten von mehr als einer Sinnesmodalität,** z.B. optische und akustische Signale, **zu integrieren.**

Sie können z.B. nicht einem Vortrag zuhören und gleichzeitig schriftliche Notizen des Vortrags machen, ohne den gedanklichen Kontakt zum Vortrag zu verlieren. Oder sie können nicht am Steuer eines PKW Verkehrssignale beachten und gleichzeitig sich mit dem Beifahrer unterhalten; oder: gewohnte Hausarbeiten verrichten und gleichzeitig den Kindern zuhören.

Schilderungen wie: die aktuelle Tätigkeit müsse unterbrochen werden, um aufmerksam zuhören zu können, **sind BV !**

B e a c h t e :

Abgrenzung gegen A.8.3: Dort **erschwerte Umstellungsfähigkeit** von einer Tätigkeit auf die andere.

T y p i s c h e   S t a t e m e n t s :

Zuhören und gleichzeitig mitschreiben, was gesagt wird, das kann ich heute nicht mehr.

Zwei oder mehr Dinge gleichzeitig tun, ist mir unmöglich, ich muß mich auf eine Sache konzentrieren.

Ich kann nicht mehr Autofahren und gleichzeitig Radio hören oder Hausarbeit verrichten und gleichzeitig den Kindern zuhören.

G e z i e l t e   F r a g e n :

Sind Sie noch genauso gut wie früher imstande, zwei oder mehreren Dingen gleichzeitig gerecht zu werden ? - Können Sie etwa beim Telefonieren noch genauso gut gleichzeitig zuhören und mitschreiben ? - Sind Sie beim Autofahren noch imstande, gleichzeitig auf den Verkehr zu achten und Radio zu hören ?

B **D Y N A M I S C H E   D E F I Z I E N Z E N   M I T   I N D I R E K T E N   M I N U S S Y M P T O M E N   (I M S)**

(Bestimmte IMS sind obligat. DMS sind ein Aus-
schlußkriterium)

Allgemeine Anmerkungen

6 Typen von IMS wurden bereits bei A.1.2 (wo diese
Symptome **obligat mit DMS "erhöhte Erschöpfbarkeit"
verbunden** sind) angeführt, sie sind:

IMS-1: Innere Erregung und Unruhe
IMS-2: Schlafstörungen
IMS-3: Zwanghaftes Grübeln (Haften), Unfähigkeit zur
       Extinktion (zum "Abschalten")
IMS-4: Coenästhesien
IMS-5: Zentral-vegetative Störungen
IMS-6: Konzentrationsstörungen

Bei B.1 und **B.2** sind **eines oder mehrere** der IMS-1 bis -6
stets vorhanden.

Eine **Sonderstellung hat B.2.4:** erhöhte Erregbarkeit
nach außen (geminderte Affektverhaltung und Affekt-
steuerung), **das hier als stärkerer Ausprägungsgrad
von IMS-1** aufgefaßt wird.

Bei "B" werden auch **"erhöhte Reflexivität"** (B.3.1),
"Zwangsphänomene" (B.3.2), **"Phobien"** (B.3.3) und
"autopsychische Depersonalisation" (B.3.4) rubriziert
(s. hierzu auch Kommentar zu B.3 !).

B.1: **Minderung der psychischen Belastungsfähigkeit gegen-
über bestimmten Stressoren**

(s.a. A.8: dort o h n e IMS!)

Allgemeine Anmerkungen

Die **Herabsetzung der Toleranzschwelle** gegenüber be-
stimmten Stressoren kommt zum Ausdruck in Klagen
über eine

> "Minderung der Belastungsfähigkeit gegenüber
> **körperlicher** und/oder **psychischer arbeitsmäßiger
> Beanspruchung"** (B.1.1),

> "Minderung der Belastungsfähigkeit gegenüber
> **besonderen, ungewöhnlichen, unerwarteten und neuen
> Anforderungen"** (B.1.2),

> "Minderung der Belastungsfähigkeit gegenüber
> **bestimmten, alltäglichen, primär affektiv neutralen
> Situationen"** (B.1.3),

> "Herabsetzung der Belastungsfähigkeit gegenüber
> **Zeitdruck,** gegenüber Situationen, die verlangen,
> **rasch wechselnden unterschiedlichen Anforderungen**
> nachzukommen" (B.1.4),

> "Herabsetzung der Belastungsfähigkeit gegenüber
> **Witterungseinflüssen"** (B.1.5),

> "Minderung der Belastungsfähigkeit gegenüber
> **emotional affizierenden Ereignissen mit IMS aus-
> schließlich in Form von Coenästhesien"** (B.1.6).

Diese **Situationen,** die infolge eines - prämorbid nicht
vorhandenen - dynamischen und/oder kognitiven Defizits
für den Patienten **Stressoren** sind, **führen zu IMS-1, -2,
-4 und -5, selten zu IMS-6 und anscheinend nicht zu
IMS-3.**

DMS (im Sinne von A.1 bis A.7) **fehlen! Wenn DMS oder
DMS z u s a m m e n mit IMS** in den in Rede stehenden
Situationen **vorhanden sind, erfolgt Rubrizierung bei A.8 !**
(s.a. Allgemeine Anmerkungen zu A.8)

Hinsichtlich der **auslösenden Situation entspricht**

     B.1.1 = A.1.2
     B.1.2 = A.8.1
     B.1.3 = A.8.2
     B.1.4 = A.8.3

B.1.1: **Minderung der psychischen Belastungsfähigkeit gegenüber
körperlicher und/oder psychischer arbeitsmäßiger Bean-
spruchung**

Die Herabsetzung der Toleranzschwelle gegenüber diesen
Stressoren (s.a. A.1.1 und A.1.2) **äußert sich hier
ausschließlich in IMS !**

B e a c h t e :

Abgrenzung gegen A.1.1: Dort kommt es in diesen Situationen
ausschließlich zu DMS.

Abgrenzung gegen A.1.2: Dort kommt es in diesen Situationen
zu DMS **zusammen** mit IMS.

T y p i s c h e   S t a t e m e n t s :

Wenn ich zu viel gearbeitet habe, kann ich nicht schlafen,
bin dann zu lebendig, erregt und überspannt. (IMS-1 und
-2)

Bei geistiger Arbeit, z.B. beim Rechnen, treten heftigste
Schmerzen im Kopf auf, außerdem ein schmerzliches Empfin-
den zum Herzen hin, nicht organische Schmerzen, sondern
mehr seelische Schmerzen. (IMS-4)

Nach der testpsychologischen Untersuchung im Kopf so ein
Gefühl, als ob ein Propeller drin wäre, stark benommen,
so eine Art Schwindel. Schon nach leichter körperlicher
Anstrengung schwitze und zittere ich. (IMS-5)

Wenn ich ein bißchen etwas tue, habe ich oben in der Stirn
ein Gefühl, als ob da ein Band darauf drückt, ein Gefühl
wie ein Reifen auf dem Kopf.

G e z i e l t e   F r a g e n :

Haben Sie irgendwelche Beschwerden, wenn Sie arbeiten,
sich körperlich oder geistig anstrengen ? - Werden Sie
z.B. innerlich nervös oder kribbelig und können nicht
schlafen ? - Oder bekommen Sie Schmerzen oder Mißempfindun-
gen (z.B. Druck im Kopf, Herzschmerzen oder Kribbeln) ? -
Oder wird Ihnen schwindelig, übel und zitterig ?

———

<u>**B.1.2:**</u> **Minderung der psychischen Belastungsfähigkeit gegenüber ungewöhnlichen, unerwarteten, besonderen, neuen Anforderungen**

Diese Anforderungen (s.a. A.8.1) können sich auf die nahe Zukunft, die Gegenwart oder die jüngste Vergangenheit (z.B. vorausgegangener Tag) beziehen und **führen zu IMS** (ohne DMS), **bevorzugt zu IMS-1, -2 und -4.**

<u>**B e a c h t e :**</u>

Abgrenzung gegen A.8.1: Dort kommt es in diesen Situationen ausschließlich zu DMS oder zu DMS **zusammen** mit IMS.

<u>**T y p i s c h e   S t a t e m e n t s :**</u>

Wenn etwas Ungewohntes auf mich zukommt, rege ich mich auf. (IMS-1)

Großer Verwandtenbesuch, Familienfeiern u.ä. regen mich auf. (IMS-1)

Wenn irgend etwas Besonderes am Tag vorgekommen ist, kann ich nicht schlafen. (IMS-2)

<u>**G e z i e l t e   F r a g e n :**</u>

Sind Sie besonderen, ungewöhnlichen oder neuen Anforderungen noch genauso gewachsen wie früher ? - Oder treten jetzt im Zusammenhang damit besondere Beschwerden auf ? - Werden Sie z.B. jetzt innerlich unruhig oder nervös ? - Oder treten körperliche Mißempfindungen auf, wie z.B. Stechen, Schmerzen, Druckgefühl, oder andere Störungen, wie z.B. Schwitzen, Zittern, Übelkeit, Schwindel, Herzklopfen usw. ? - Oder haben Sie dann Schlafstörungen ?

———

B.1.3: **Minderung der psychischen Belastungsfähigkeit gegenüber
bestimmten alltäglichen, primär affektiv neutralen so-
zialen Situationen**

Solche **Alltagssituationen** (s.a. A.8.2) sind u.a.:
   (Subtyp 1): **Unterhaltung** von oder mit Menschen,
               Besuche und Besucher;
   (Subtyp 2): **Gegenwart zu vieler Menschen,** "Trubel" und
               "Rummel" in Kaufhäusern, Bussen, Zügen,
               Straßenverkehr u.ä.;
   (Subtyp 3): **optische** und/oder **akustische Stimulation,**
               z.B. durch Fernsehen

Diese Situationen, die die Informationsverarbeitungs-
kapazität des Patienten überfordern, **führen zu IMS** (ohne
DMS), **besonders zu IMS-1, -4, -5 und -6** (anscheinend nicht
zu IMS-3).

B e a c h t e :

Abgrenzung gegen A.8.2: Dort kommt es in diesen Situationen
ausschließlich zu DMS oder zu DMS **zusammen** mit IMS.

T y p i s c h e   S t a t e m e n t s :

Ich habe nicht gerne mit Leuten zu tun, werde dann furcht-
bar nervös, bekomme Kopfschmerzen. (IMS-1 und IMS-4)

Bei Besuchen geht es eine halbe Stunde gut. Nicht länger,
sonst kann ich nicht schlafen. Dasselbe ist mit Radio,
Fernsehen und Lesen. Das kann ich nur ganz kurz, viel-
leicht eine Viertelstunde, mehr führt zu Schlaflosigkeit.
(IMS-2)

Nach Gesprächen oder einer Fahrt im Zug oder Bus habe ich
ein Gefühl wie elektrischer Strom. (IMS-4)

In überfüllten Zügen bin ich sehr empfindlich. Straßen-
verkehr setzt mein Nervensystem in Aufregung und Wallung.
Am Höhepunkt wird mir schlecht und ich kann überhaupt nicht
mehr denken. (IMS-1, IMS-5, IMS-6)

G e z i e l t e   F r a g e n :

Können Sie viele Menschen, den Trubel und Rummel bei ge-
sellschaftlichen Veranstaltungen, den Betrieb in Kauf-
häusern, Verkehrsmitteln, im Straßenverkehr noch genauso
ertragen wie früher ? - Oder das Durcheinanderreden bei
Unterhaltungen und Besuchen ? - Oder die rasche Folge von
Radioinformationen und Bildern im Fernsehen ? - Oder
treten dann bei Ihnen jetzt Beschwerden auf ? - Werden Sie
z.B. unruhig, nervös oder kribbelig ? - Haben Sie dann
Schlafstörungen ? - Oder Kopfschmerzen oder andere Miß-
empfindungen ? - Oder bekommen Sie Herzklopfen, Zittern,
Übelkeit u.ä. ? Und können sich z.B. auch schlechter kon-
zentrieren ?

———

<u>**B.1.4:**</u> **Minderung der psychischen Belastungsfähigkeit gegenüber Arbeit unter Zeitdruck oder gegenüber rasch wechselnden unterschiedlichen Anforderungen**

Diese Situationen (s.a. A.8.3) **führen zu IMS (ohne DMS), vor allem zu IMS-1.**

<u>**B e a c h t e :**</u>
Abgrenzung gegen A.8.3: Dort kommt es in diesen Situationen ausschließlich zu DMS oder zu DMS **zusammen** mit IMS.

<u>**T y p i s c h e   S t a t e m e n t s :**</u>
Unter Zeitdruck kann ich nicht arbeiten. Im Akkord zu arbeiten, das ist ausgeschlossen. Ich würde dann die Nerven verlieren und könnte gedanklich nicht mehr folgen. (IMS-1, IMS-6)

An Tagen, an denen vieles auf einmal auf mich einstürmt, werde ich ganz kribbelig. (IMS-1)

Wenn ich viele Dinge gleichzeitig tun muß, macht mich das nervös. (IMS-1)

<u>**G e z i e l t e   F r a g e n :**</u>
Wenn Sie unter Zeitdruck arbeiten müssen oder vieles gleichzeitig auf Sie einstürmt, können Sie das dann noch genauso gut wie früher ? - Oder werden Sie dann innerlich unruhig, nervös oder kribbelig ? - Oder können Sie dann nicht mehr so gut gedanklich folgen und sich konzentrieren ?

B.1.5: **Minderung der psychischen Belastungsfähigkeit gegenüber Witterungseinflüssen**

Im Vergleich mit der Zeit vor der Erkrankung besteht eine Herabsetzung der Toleranzschwelle gegenüber Witterungs- einflüssen, die **in IMS, besonders** in IMS-4, zum Ausdruck kommt.

B e a c h t e :

Abgrenzung gegen A.1.2: Dort treten, ausgelöst durch Witterungseinflüsse, neben IMS **auch DMS** auf.

T y p i s c h e   S t a t e m e n t s :

Bei Wetterumschlag werde ich seit der Erkrankung unruhig und kribbelig und kann dann nicht einschlafen. (IMS-1 und IMS-2)

Bei schlechter Witterung und bei kühlem Wetter tritt häufig ein Kältegefühl im ganzen Körper auf, das fängt im Bauch an und zieht durch den ganzen Körper. Das kommt hoch wie eine Hitzewelle, nur eben statt Hitze Kälte, das ist sehr unangenehm. (IMS-4)

Je nachdem, wie das Wetter ist, schlägt dann mein Herz kurze Zeit ganz rasch. (IMS-5)

G e z i e l t e   F r a g e n :

Können Sie Wetterumschlag noch genauso gut verkraften wie früher ? - Oder sind Sie wetterfühliger geworden ? - Wer- den Sie jetzt dadurch innerlich unruhig oder nervös ? - Oder können Sie schlechter schlafen ? - Leiden Sie dann unter körperlichen Mißempfindungen wie einem Druck im Kopf oder anderen Schmerzen, Hitze- oder Kältegefühle ? - Schlägt dann Ihr Herz schneller oder tritt Schwitzen, Übelkeit oder ähnliches auf ?

———

B.1.6: **Minderung der psychischen Belastungsfähigkeit gegenüber emotional affizierenden Ereignissen mit IMS obligat und gewöhnlich ausschließlich in Form von Coenästhesien**

Ereignisse, die für den Patienten eine negative affektive Besetzung aufweisen, **führen zu** qualitativ eigenartigen, Sekunden bis Minuten dauernden **Coenästhesien (IMS-4)**.

Hier werden also nur durch **emotionale** Momente **ausgelöste Coenästhesien** (die gelegentlich auch zusammen mit IMS-5 oder -6 auftreten können) rubriziert; dagegen "erhöhte Beeindruckbarkeit" mit konsekutiven IMS-1 und -3 bei B.2.1 (oder B.2.2 oder B.2.3).

Kommt es, affektiv ausgelöst, nur zu IMS-2 und -5, wird dies **nicht** als B.1.6-Basissymptom gewertet und rubriziert, da solche Störungen (z.B. Schlafstörungen nach Aufregung) zu allgemein, ubiquitär und uncharakteristisch sind.

*   **(s.a. Kommentar !)**

B e a c h t e :

Keine zusätzliche Rubrizierung der Coenästhesien bei D !

Abgrenzung gegen B.2.1, B.2.2 und B.2.3: Dort **keine IMS in Form von Coenästhesien** (IMS-4).

T y p i s c h e   S t a t e m e n t s :

Durch Aufregungen entstehen bei mir furchtbare Schmerzen in der Brust, ein krampfartiges Zusammenziehen, so daß ich mich dagegenkrümmen muß. Das hält einige bis zu 10 Minuten an, als ob da jemand mit einer Faust zupackt.

Besonders wenn ich mich ärgere, tritt in den Beinen ein Gefühl auf, als ob das Blut nicht zurückläuft, ein Schweregefühl und Brennen.

Wenn mich jemand ärgert oder beleidigt, spüre ich ein sekundenlanges Reißen im Geschlechtsteil oder ein Zucken im Körper wie ein elektrischer Schlag, ein Gefühl wie ein Kurzschluß im Kopf.

G e z i e l t e   F r a g e n :

Wenn Sie sich heute aufregen, können dann eigenartige körperliche Mißempfindungen auftreten ? Wie z.B. Schmerzen in der Brust, Schweregefühl oder Brennen in den Beinen, u.ä. ?

———

B.2:   **Erhöhte Beeindruckbarkeit; erhöhte Erregbarkeit**

Allgemeine Anmerkungen

Bei

     B.2.1: "Erhöhte Beeindruckbarkeit durch **alltägliche Ereignisse**",

     B.2.2: "Erhöhte Beeindruckbarkeit durch **Verhaltensweisen von anderen**, die **unmittelbar** den Patienten betreffen" und

     B.2.3: "Erhöhte Beeindruckbarkeit durch **"fremdes Leid"**

handelt es sich um eine **innere Erregung** (IMS-1) und **übermäßige Affektverhaltung** (Affektretention).

Im **Unterschied dazu** handelt es sich bei

     B.2.4: "Erhöhte **Erregbarkeit** und **Reizbarkeit**"

um eine **mangelhafte Affektverhaltung** (Affektkontrolle).

Bei **B.2.1 - B.2.3 beeindrucken** bestimmte Ereignisse (Situationen), die früher (prämorbid) den Patienten nicht emotional affizierten, **mehr und nachhaltiger** und **führen zu IMS**, und zwar in erster Linie zu IMS-1, -2 und -3, d.h. zu "innerer Erregung", "Schlafstörungen" und "zwanghaftem Grübeln".

B e a c h t e :

IMS-4 (Coenästhesien) sind ein **Ausschlußkriterium.**
Bei Auftreten von Coenästhesien **Rubrizierung bei B.1.6 !**

B.2.1: **Erhöhte Beeindruckbarkeit durch alltägliche Ereignisse**

Alltägliche Ereignisse, die den Patienten **früher nicht emotional negativ** affizierten, werden von ihm **jetzt als Aufregungen** erlebt und geschildert und **führen** - in der Regel - **über IMS-1** (innere Unruhe, Erregung, Spannung) **o b l i g a t zu IMS-3** (zwanghaftes Grübeln). (s.a. Allgemeine Anmerkungen zu "B")

Der Patient muß, bevorzugt abends, gelegentlich auch morgens oder tagsüber, über alle möglichen und beliebigen, unmittelbar vorausgegangenen alltäglichen Ereignisse zwanghaft grübeln (u.U. pseudohalluzinatorischer Charakter des Grübelzwangs!)

*   **(s.a. Kommentar !)**

B e a c h t e :

Abgrenzung gegen A.8.2: Dort sind die alltäglichen sozialen Situationen **affektiv neutral.**

Abgrenzung gegen C.1.2: Dort **keine "Minimalanlässe",** d.h. dort fehlen Ereignisse, denen ein emotional affizierendes Moment immanent ist.

Vorhandensein von IMS-4 (Coenästhesien) ist ein **Ausschlußkriterium** (s. B.1.6).

T y p i s c h e   S t a t e m e n t s :

Ich kann nicht abschalten, besonders wenn etwas nicht klappt. Irgendeine Arbeit, Telefonate, Fragen usw. irritieren mich jetzt. Früher haben mir solche Situationen geradezu Spaß gemacht, jetzt Unbehagen.

Nach Aufregungen bleibt der Schlaf weg. Dann muß ich am Abend grübeln und liege bis zum Morgen wach.

Schularbeiten mit dem Jungen regen mich auf. Ich muß dann nachts darüber grübeln., ob ich auch alles richtig gemacht habe.

G e z i e l t e   F r a g e n :

Regen alltägliche Ereignisse Sie mehr auf als früher ? Können Sie dann nicht abschalten und werden unruhig und müssen z.B. abends oder nachts darüber nachgrübeln und können deswegen nicht schlafen ?

B.2.2: **Erhöhte Beeindruckbarkeit durch Verhaltensweisen anderer, die den Patienten persönlich betreffen**

Gegenüber prämorbid erhöhte Beeindruckbarkeit durch **Verhaltensweisen, Äußerungen** und **Informationen** (auch Briefe) von **anderen**, durch **Gespräche** oder **Auseinandersetzungen mit anderen**, die - im Unterschied zu B.2.3 - **unmittelbar die Person des Patienten** und dabei **auch Objekte seiner individuellen Wertsphäre** oder **nahe Bezugspersonen** betreffen und so den Patienten **emotional negativ** (selten auch positiv) affizieren.

Solche Situationen können auch nahe Bezugspersonen betreffende **Verlusterlebnisse**, Risiken oder Gefahren für Gesundheit, Ansehen oder wirtschaftliche Existenz sein.

Die erhöhte Beeindruckbarkeit besteht auch oft in einer **leichteren** (gegenüber früher erhöhten) **Kränkbarkeit** und **Verwundbarkeit**. Hier wird auch die erhöhte Beeindruckbarkeit durch **Gespräche, Informationen, Begegnungen** usw., **die an die - frühere - Krankheit (Psychose) erinnern**, rubriziert.

*   **(s.a. Kommentar !)**

B e a c h t e :

IMS werden hier **nicht immer spontan** mitgeteilt. Doch läßt sich IMS-1 in der Regel **durch gezielte Fragen** eruieren, während IMS-3 (zwanghaftes Grübeln) **nicht immer** berichtet wird.

Vorhandensein von IMS-4 (Coenästhesien) ist ein **Ausschlußkriterium** (s. B.1.6).

T y p i s c h e   S t a t e m e n t s :

Jede Auseinandersetzung geht mir sehr nahe. Wenn mir heute jemand etwas sagt oder mich ungerecht behandelt, regt mich das innerlich sehr auf.

Nach jedem Wortwechsel in der Familie werde ich innerlich unruhig und erregt. Ich muß dann weiter darüber nachdenken und finde keinen Schlaf.

Ich muß immer über das Unglück der Tochter grübeln, ihr Freund hat sie verlassen.

Gespräche oder Situationen, die mich an die frühere Krankheit erinnern, muß ich vermeiden, sie verschlimmern meinen Zustand.

G e z i e l t e   F r a g e n :

Sind Sie durch Verhaltensweisen oder Äußerungen anderer Menschen, durch Gespräche und Auseinandersetzungen betroffener als früher ? - Sind Sie empfindlicher geworden ? - Sind Sie dann innerlich angespannt, erregt und müssen darüber nachgrübeln, obwohl Sie es gar nicht wollen ? - Können Sie dann vielleicht auch schlechter schlafen ?

B.2.3:   **Erhöhte Beeindruckbarkeit durch "fremdes Leid"**

Der Patient wird durch **ihn nicht unmittelbar betreffende** (emotional negativ getönte) **Ereignisse**, die **durch andere Menschen** oder **über Medien vermittelt** werden, leichter und nachhaltiger als früher beeindruckt.

Diese Ereignisse können **real** sein, es kann sich aber auch um **nicht-reale Vorgänge** handeln, die in den Medien (Fernsehen, Rundfunk, Zeitschriften, Bücher) dargestellt werden (z.B. Filme, Hörspiele, Romane).

Bei den **realen Ereignissen** handelt es sich am häufigsten um Verbrechen oder um in den Augen des Patienten unanständiges, ungerechtes oder unmoralisches Verhalten von anderen, von dem er über die Medien oder durch andere Menschen erfährt; oder es handelt sich um Krankheiten, Unfälle oder Todesfälle fremder Menschen oder um politische Vorgänge (z.B. Krieg, Gewalt, Verletzung der Menschenrechte). Bei den **nicht-realen Ereignissen** dominieren Kriminalfilme bzw. -romane.

Auch erhöhte Beeindruckbarkeit durch **"schwere"** und **"traurige"** Musik wird hier rubriziert.

*   **(s.a. Kommentar !)**

B e a c h t e :

Vorhandensein von IMS-4 (Coenästhesien) ist ein **Ausschlußkriterium** (s. B.1.6).

T y p i s c h e   S t a t e m e n t s :

Im Fernsehen kann ich nichts über Krieg sehen. Ich gehe dann raus. Solche Dinge nehmen mich sehr mit. Ich habe starkes Mitleid mit den Menschen.

Ich bin nicht mehr so wie früher. Ich fühle nicht den eigenen Schmerz, sondern den der Mitmenschen.

Ich versuche, mich gegen fremdes Leid systematisch abzuhärten, weil es mir zu sehr zu Herzen geht. Ich lasse jetzt die Dinge nicht mehr so an mich heran, weil mir das Schicksal anderer Menschen so unter die Haut geht und ich es nicht verkraften kann.

Wenn ich etwas Aufregendes lese, komme ich nicht zur Ruhe.

G e z i e l t e   F r a g e n :

Können Sie schlechte Nachrichten, z.B. über Mord, Krieg, Katastrophen usw., nicht mehr so verkraften wie früher ? Oder werden Sie dadurch mehr und nachhaltiger beeindruckt? - Geht Ihnen das Schicksal anderer Menschen, die Ihnen nicht persönlich nahestehen oder Ihnen nicht bekannt sind, mehr zu Herzen als früher ? Sind Sie dadurch in Ihrem Befinden beeinträchtigt ? Sind Sie dann innerlich unruhig und erregt oder können nicht schlafen, weil Sie darüber nachgrübeln müssen ?

———

B.2.4: Erhöhte Erregbarkeit und Reizbarkeit

Gesteigerte affektive Erregbarkeit und Reizbarkeit i.S. mangelhafter **Affektverhaltung** und **Affektsteuerung** bei **geringfügigem** (nicht angemessenem **Anlaß**, der zu **Aufbrausen** und **Losschimpfen** oder zu **weinerlichen** und **rührseligen affektiven Reaktionen** mit raschem (abruptem) **Stimmungswechsel** führt (Affektlabilität bis zur Affektinkontinenz).

Das Symptom kann auch **ohne** für den Patienten erkennbaren und/oder von ihm benannten **Anlaß** auftreten.

Witterungseinflüsse, Schlafmangel und **arbeitsmäßige Beanspruchung** können **begünstigende Faktoren** für das Auftreten des Symptoms sein.

Ist die **Reizbarkeit mit "Schwäche"**, z.B. erhöhte Erschöpfbarkeit, **verbunden**, liegt also ein **Syndrom "reizbarer Schwäche"** (pseudoneurasthenisches Syndrom) vor, **Rubrizierung sowohl hier bei B.2.4 als auch bei A.1.1!**

B e a c h t e :

Abgrenzung gegen A.1.2: Dort erfolgt Rubrizierung, wenn "erhöhte Erschöpfbarkeit" **mit IMS,** insbesondere IMS-1 (innere Erregung und Unruhe), **verbunden** ist und der Zustand durch **körperliche** oder **seelisch-geistige Beanspruchung** (Arbeit) (selten auch durch Witterungseinflüsse) **ausgelöst** wurde.

Auch hier, wie bei allen BS, ist **Voraussetzung,** daß der Patient das Symptom **selbst** wahrnimmt und schildert. Wird Affektlabilität (Affektinkontinenz) **nur vom Untersucher** registriert, wird das Symptom **hier nicht** rubriziert.

T y p i s c h e   S t a t e m e n t s :

Ich bin viel empfindlicher als früher, bin bei Aufregungen gleich obendraus, gehe bei nichtigem Anlaß direkt hoch.

Seit der Erkrankung bin ich nervöser, bin rasch einmal nach oben hinaus, besonders im Umgang mit Frau und Kindern. Ich kann mich schwerer beherrschen als früher.

Ich habe in den letzten Jahren mehr ans Wasser gebaut.

G e z i e l t e   F r a g e n :

Wie reagieren Sie in alltäglichen Situationen ? - Sind Sie noch so ausgeglichen und beherrscht wie früher ? - Oder sind Sie nervöser, schneller aufgeregt oder leichter gerührt als vor der Erkrankung ? - Brausen Sie heute bei nichtigen Anlässen gleich auf ? - Macht sich diese Erregbarkeit auch im alltäglichen Leben bei nichtigen Anlässen, die Ihnen früher nichts ausmachten, bemerkbar ?

———

B.3: **Erhöhte Reflexivität; Zwang, Phobie, autopsychische Depersonalisation**

* (s.a. Kommentar)

B.3.1: **Erhöhte Reflexivität: Verlust an Naivität, Unbekümmertheit, Unbefangenheit**

Darunter ist die **gesteigerte** Neigung zu verstehen, das **eigene Denken** und die **eigenen Verhaltensweisen** (Handlungen) zu **reflektieren**, bzw. die **Unfähigkeit, spontan** und unbekümmert zu **reagieren** und zu handeln.

B e a c h t e :
Abgrenzung gegen A.5: Dort mangelnde Entscheidungsfähigkeit.

T y p i s c h e   S t a t e m e n t s :
Ich bin früher unbekümmerter gewesen. Heute denke ich zu viel über alles nach.

Früher habe ich mich gegeben wie ich war. Heute passe ich viel zu sehr auf mich selbst auf und muß immer darauf achten, daß ich dieses und jenes nicht falsch mache. Wenn ich das Reflektieren gelassen hätte, wäre ich ein Stückchen weiter. Ich neige dazu, mich in mein eigenes Spinnennetz zu verwickeln.

G e z i e l t e   F r a g e n :
Sind Sie noch so unbefangen und unbekümmert wie früher ? - Oder neigen Sie jetzt eher dazu, über sich selbst nachzudenken und auf sich zu achten ?

———

B.3.2: **Zwangsphänomene**

Zwanghafte Erlebnisweisen, besonders **Zwangsbefürchtungen,
Zwangsimpulse oder Zwangshandlungen**, bei denen **das
Kriterium:** Bewußtseinsinhalte drängen sich auf **und** lassen
sich nicht beiseiteschieben, **erfüllt** sein muß.

Das **Kriterium des Zwangs i.e.S.**, daß nämlich diese Inhalte
als unsinnig beurteilt werden, ist **nicht obligat**. Die
Inhalte können, so bei Kontrollzwängen, auch nur als
ohne zureichenden Grund beherrschend und beharrend be-
urteilt werden (Zwang i.w.S.); die Fähigkeit zur kriti-
schen Distanzierung kann zeitweilig sogar ganz verloren-
gehen: auf der Höhe des Zwangs "taucht die Kritik unter".

Hierher werden **auch zwanghafte sprachliche Iterationen**
gerechnet.

*   **(s.a. Kommentar !)**

B e a c h t e :

Abgrenzung gegen C.1.2: Dort **zwangähnliches** Perseverieren
bestimmter Bewußtseinsinhalte, die gewöhnlich kurze Zeit
vorausgegangene und/oder bevorstehende alltägliche, be-
liebige Ereignisse betreffen. Dort auch ggf. der sog.
depressive "Grübelzwang".

T y p i s c h e   S t a t e m e n t s :

Ausgelöst durch Zeitungsartikel kommt es zu Befürchtungen,
daß ich meiner Frau etwas antun muß. Die Zahlen, die ich
auf Rechnungen übertrage, muß ich wiederholt prüfen, ob
auch alles stimmt.

In den Tiefpunkten werden die Zwänge, besonders der Zähl-
zwang, sehr quälend. Ganz weg ist er nie gewesen. Auch
beim Lesen muß ich mich laufend selbst prüfen, wieviel
ich von dem Gelesenen behalten habe.

Ich hatte wahnsinnige Angst, mir die Pulsadern aufzuschnei-
den oder aus dem Fenster zu springen. Ich habe das nicht
gewollt und trotzdem waren die Gedanken immer da.

Ich muß 20 mal hintereinander dasselbe sagen, obwohl ich
weiß, daß es Unsinn ist.

G e z i e l t e   F r a g e n :

Kommen Ihnen manchmal unangenehme Gedanken in den Kopf,
die Sie nicht abstellen können ? - Müssen Sie manchmal
bestimmte Handlungen oder Worte häufig wiederholen oder
kontrollieren, obwohl es Ihnen zugleich unsinnig oder
doch überflüssig vorkommt ?

———

B.3.3: Phobien

An **bestimmte Situationen, Räume** und/oder **Gegenstände
gebundene** angstvolle **Befürchtungen** i.S. einer Phobie.

Hierher gehören z.B. Agoraphobie, Klaustrophobie, Batho-
phobie und Aichmophobie.

T y p i s c h e   S t a t e m e n t s :

Seit der Erkrankung habe ich furchtbare Angst in ge-
schlossenen Räumen. Z.B. im Konzert oder Theater oder
auch in der Kirche setze ich mich ganz weit hinten hin,
damit ich schnell den Ausgang wieder erreichen kann.

Ich habe Angst, über Straßen zu gehen, ich bin überhaupt
nicht mehr in der Lage, über freie Plätze zu gehen. Ich
halte mich fast immer im Zimmer auf.

Im Bus, wenn die Leute alle nebeneinander stehen, habe
ich so etwas wie Platzangst. Ich muß dann denken, wenn
mir jetzt schlecht würde, käme ich nicht mehr hinaus.

Ich habe Angst vor spitzen Gegenständen, das ist ganz
furchtbar.

G e z i e l t e   F r a g e n :

Haben Sie Angst, sich in geschlossenen Räumen aufzu-
halten, z.B. im Bus oder im Fahrstuhl zu fahren, oder
Plätze oder Straßen zu überqueren ? - Haben Sie Angst
vor spitzen oder scharfen Gegenständen ? - Was geschieht
in solchen Situationen ?

———

B.3.4: **Autopsychische Depersonalisation**

Erlebnis der Entfremdung gegenüber den eigenen psychischen Akten, Vorstellungen, Gefühlen und Handlungen.

Der Patient **hört sich von weitem sprechen,** Vorstellungen und **Gefühle** erscheinen **merkwürdig blaß** und unlebendig, das **eigene Denken** und **Handeln** wird als irgendwie unpersönlich, wie **mechanisch** und **automatisch** ablaufend erlebt.

* (s.a. Kommentar !)

B e a c h t e :

Abgrenzung gegen C.2.11: Dort **allopsychische** Depersonalisation (= Derealisation: Entfremdung der Wahrnehmungswelt).

Abgrenzung gegen D.1.1: Dort sog. **somatopsychische** Depersonalisation.

T y p i s c h e   S t a t e m e n t s :

Wenn ich rede, höre ich meine eigene Stimme, aber nicht so wie normal, sondern anders. Beim Sprechen wird mir plötzlich bewußt, daß ich selbst rede. Das ist ganz eigenartig, so als ob ich meine eigene Stimme wieder höre.

Manchmal höre ich mich wie von weitem sprechen. Ich bin dann merkwürdig unbeteiligt. Fühlen, Denken und Handeln erscheinen eigenartig unpersönlich, wie mechanisch und automatisch. Ich komme mir selbst ganz unwirklich vor.

G e z i e l t e   F r a g e n :

Scheint es Ihnen manchmal, für Minuten oder auch für längere Zeit, als ob Sie sich selbst beim Sprechen zuhören ? - Erleben Sie dann das eigene Fühlen, Denken und Handeln als unlebendig, unwirklich, wie mechanisch und automatisch ?

———

C   **KOGNITIVE DENK-, WAHRNEHMUNGS,- UND HANDLUNGS- (BEWEGUNGS-)STÖRUNGEN**

Allgemeine Anmerkungen

Die kognitiven Störungen treten **unabhängig von aktuellen emotionalen Problemen** auf.

Bewältigungsversuche sind, wie bei allen Basissymptomen, **gesondert bei F zu rubrizieren.**

Außer den Bewältigungsreaktionen gibt es auch **auf die** selbst wahrgenommenen **kognitiven Störungen bezogene** Ängste, die unmittelbar gefühlsmäßige Reaktionen darstellen und ihrerseits zu Bewältigungsreaktionen führen können, aber nicht müssen. Falls Bewältigungsreaktion Rubrizierung bei F !

C.1: <u>Kognitive Denkstörungen</u>

C.1.1: Gedankeninterferenz

Ohne oder mit Anknüpfung an (bzw. Auslösung durch) Außeneindrücke (Umgebungsvorgänge: externe Stimuli) **interferierende, nicht zum jeweiligen Gedankengang gehörende Bewußtseinsinhalte** (Gedanken, Vorstellungen, Impulse).

Die jeweils interferierenden Bewußtseinsinhalte haben **keine besondere affektive Besetzung**, sie sind emotional mehr oder weniger neutral.

* **(s.a. Kommentar !)**

<u>B e a c h t e :</u>

Abgrenzung gegen C.1.2: Dort Gedankeninterferenz **stets zusammen mit** zwangähnlichem Perseverieren.

Abgrenzung gegen C.1.4: Dort Gedankeninterferenz **stets in Verbindung mit** Gedankenblockierung.

Abgrenzung gegen C.1.10: Dort Aktualisierung einer **Reihe** (d.h. mehr oder weniger zahlreicher), mit der angemessenen Erfahrung (Reaktionstendenz) **konkurrierender**, doch nahe assoziierter **Erfahrungen**, während es **hier** (C.1.1) in der Regel **nur ein** (nicht zum jeweiligen Gedankengang gehörender) **Gedanke** ist, der eindringt und ablenkt.

<u>T y p i s c h e   S t a t e m e n t s :</u>

Ich muß an andere Sachen denken, die mich ablenken.

Die Konzentrationsfähigkeit ist nicht mehr wie früher. Ich bin leicht ablenkbar und deswegen bei Verhandlungen und Gesprächen ohne Sicherheit.

Wenn ich mich nicht anstrenge, drängen sich andere Gedanken dazwischen. Sie kommen wie angeflogen und haben mit der Sache, mit der ich mich gerade beschäftige, überhaupt nichts zu tun.

Ich kann mich nicht konzentrieren, werde ganz wirr, weil mich sämtliche Geräusche ablenken.

<u>G e z i e l t e   F r a g e n :</u>

Sind Ihre Gedanken durch irgendwelche Vorgänge in der Umgebung, z.B. auch Geräusche, leicht ablenkbar ? – Kommt es vor, daß Sie sich in einem Gespräch nicht konzentrieren können, weil Ihre Gedanken ständig zu anderen Themen abschweifen ? – Kommt es vor, daß sich Ihnen Gedanken aufdrängen, wie angeflogen, die nicht zu der Sache, mit der Sie sich gerade beschäftigen, zu dem Gedanken, den Sie gerade verfolgen, gehören ?

C.1.2: Zwangähnliches Perseverieren bestimmter Bewußtseinsinhalte

Störendes Beharren (Haften) **bestimmter Bewußtseinsinhalte** (Gedanken, Vorstellungen; hier auch der sog. **depressive "Grübelzwang", soweit** er sich auf alltägliche, umschriebene Aufgaben und Verhaltensweisen bezieht).

Diese betreffen

(Subtyp 1:) **alle möglichen**, belanglose und beliebige, Stunden (seltener nur Sekunden und Minuten oder Tage und Wochen) **zurückliegenden Vorgänge**: Zwanghaftes Rekapitulierenmüssen von Ereignissen, Gesprächen usw. des vorausgegangenen Tages (Erinnerungsvorstellungen, Einbrüche aus gespeichertem Vorstellungsmaterial).

Doch kann es sich

(Subtyp 2:) **auch um zukunftsbezogene** Bewußtseinsinhalte (Phantasievorstellungen)

handeln.

Die Störung **bedeutet** eine **Beeinträchtigung der Leitbarkeit der Denkvorgänge**, eine **gedankliche Fixierung auf belanglose** oder ohne zureichenden Grund beharrende **Sachverhalte**, die die Aufmerksamkeit des Patienten in Anspruch nehmen und es ihm erschweren oder unmöglich machen, gewohnte Tätigkeiten auszuführen oder fortzusetzen bzw. einzuschlafen.

* **(s.a. Kommentar !)**

B e a c h t e :

Abgrenzung gegen A.1.2: Dort Auslösung durch arbeitsmäßige Beanspruchung und Schilderung von DMS.

Abgrenzung gegen B.2.1: Dort erhöhte Beeindruckbarkeit durch alltägliche, seit der Erkrankung emotional affizierende "Minimalanlässe".

Abgrenzung gegen B.3.2: Dort werden Zwangserlebnisse, insbesondere Zwangsimpulse und Zwangshandlungen, registriert, die **nicht** die Beschreibungskriterien von C.1.2 erfüllen. Das Merkmal des Zwangs, daß sich bestimmte Bewußtseinsinhalte aufdrängen und nicht beseitegeschoben werden können, ist hier wie dort erfüllt.

Abgrenzung gegen C.1.3: Dort Gedankendrängen, Gedankenjagen.

T y p i s c h e   S t a t e m e n t s :

Ich muß immer über das nachgrübeln, was ich kurz zuvor gesagt hatte. Ich muß denken, was ich vielleicht verkehrt gesagt habe oder was ich vielleicht noch hätte sagen können. (= Subtyp 1)

(Forts. C.1.2)

(Forts. C.1.2)

Wenn ich mit jemandem gesprochen habe und später mit einem
anderen spreche, habe ich noch die erste Person vor Augen.
Ich muß dann an Leute und Dinge denken, an die ich gar
nicht denken will. Es sind Gedanken, die ich nicht ab-
schalten kann. Auch nachts sehe ich diese Leute und Vor-
gänge in störender Weise vor mir ("Vorstellungszwang").
(= Subtyp 1)

Abends vor dem Einschlafen und morgens nach dem Erwachen
sehe ich Szenen, die ich am Tag zuvor in Wirklichkeit sah.
Meistens sind es bedeutungslose Gegebenheiten, z.B. ein
über die Straße laufender Hund. Diese Szenen laufen wieder
vor meinem Auge ab. (= Subtyp 1)

Alles läuft vor mir ab, was tagsüber passierte; alles, was
am Tag sich zutrug, geht dann wie ein Film an mir vorbei;
ich werde nachts wach und dann läuft es wieder. (= Subtyp 1)

Abends, wenn ich im Bett liege, muß ich, ohne daß ich es
möchte, über alles nachdenken, an früher oder auch an das,
was morgen sein wird. So geht es jeden Tag. (= Subtyp 1 + 2)

Wenn ich irgendeinen Gedanken habe, z.B. morgens an die
bevorstehende tägliche Arbeit, sitzt der so fest im Kopf,
daß ich gar nicht mehr auf andere Gedanken komme. (= Sub-
typ 2)

G e z i e l t e   F r a g e n :

Kommt es vor, daß Sie über Gedanken, Gespräche oder Er-
eignisse, die ohne besondere Bedeutung für Sie waren,
weiter nachdenken müssen, obschon Sie eigentlich an etwas
anderes denken oder (am Abend) einschlafen möchten ? -
Kommt es vor, daß z.B. abends Gespräche und andere Situatio-
nen des vorausgegangenen Tages, die alle möglichen und
belanglose Dinge betreffen, vor Ihrem inneren Auge als
lebhafte Vorstellungen ablaufen ? - Drängen sich dann
diese Situationen und Gespräche zwanghaft auf, so daß Sie
sie nicht beiseiteschieben und z.B. einschlafen können ?

———

C.1.3: Gedankendrängen, Gedankenjagen

Zahlreiche Gedanken (Vorstellungen) mit **unterschiedlichen Inhalten** schießen in raschem Wechsel ein und **drängen sich auf, ohne daß** der Patient darauf **Einfluß nehmen**, das Auftauchen und Verschwinden immer wieder neuer Bewußtseinsinhalte unterdrücken oder steuern kann.

*   **(s.a. Kommentar !)**

B e a c h t e :

Abgrenzung gegen C.1.2: Dort stehen die Gedanken und Vorstellungen, auch wenn es sich um verschiedene handelt, miteinander **in Zusammenhang** und stellen eine Erlebnissequenz von nicht selten szenischem Charakter dar. **Hier** (bei C.1.3) tauchen zahlreiche Gedanken und Vorstellungen mit unterschiedlichen Themen mehr oder weniger **zusammenhanglos** auf und lösen sich in rascher Folge ab.

T y p i s c h e   S t a t e m e n t s :

Ich kann die Gedanken nicht im Zaum halten. Ich werde von der Vielfalt der Gedanken manchmal regelrecht erdrückt. Ich komme dann leicht vom Hundertsten ins Tausendste.

Oft drängen sich mir die verschiedensten und unsinnigsten Gedanken auf. Die Gedanken schwirren dann hin und her. Ich kann dann das Denken nicht zusammenhalten.

G e z i e l t e   F r a g e n :

Kommt es vor, daß Sie Ihre Gedanken manchmal nicht so lenken können, wie Sie es gerne möchten ? Daß Ihnen gleichzeitig mehrere oder zahlreiche Gedanken durch den Kopf gehen, ohne daß Sie das Auftauchen neuer Gedanken verhindern können ? - Kommt es vor, daß in Ihrem Kopf ein Einfall nach dem anderen einschießt und sich die Gedanken in Ihrem Kopf tummeln, so daß Sie jede Kontrolle darüber verloren haben ?

———

C.1.4: Blockierung des jeweiligen Gedankenganges

Selbst wahrgenommene und mitgeteilte Blockierungen des jeweiligen Gedankenganges, die **auch als plötzlich eintretende Gedankenleere**, als **Gedankenabbrechen** oder **Gedankenabreißen** (Entgleiten) oder als **"Fadenverlieren"** geschildert werden.

Die **Blockierung** kann **im Subjektiven** bleiben, d.h. nur der Patient nimmt sie wahr und schildert sie. Sie kann **auch subjektiv** (der Patient nimmt sie wahr) **u n d objektiv** (der Untersucher kann sie in Ausdruck und/oder Verhalten erkennen) sein. In **beiden** Fällen ist das Phänomen als Basissymptom hier zu rubrizieren.

Bei **Fading-Phänomenen** handelt es sich um ein **allmähliches Schwinden des Gedankens** und **nicht** um eine **plötzlich auftretende** Gedankenleere (im Sinne von Gedankenabbrechen oder Gedankenabreißen). Fading-Phänomene können - im Unterschied zum Gedankenabbrechen - nur festgestellt bzw. differenziert werden, **wenn sie** vom Patienten **berichtet** werden. Sie können **mit oder ohne Verbindung** mit Gedankeninterferenz (Eindringen eines neuen Gedankens) vorkommen.

Bei der "Blockierung" können folgende **Subtypen** unterschieden werden:

(1:) **Reine Blockierung** (reine Gedankenleere) ohne Interferenz eines neuen, anderen Gedankens; der alte Gedanke bricht plötzlich und vollständig ab, ohne daß ein neuer Gedanke eindringt.

(2:) **Reines Fading** als Variante der reinen Blockierung: Der ursprüngliche, aktuelle Gedanke schwindet allmählich, ohne daß ein neuer Gedanke interferiert.

(3:) **Gedankenschwund** (Fading) **u n d Gedankeninterferenz simultan:** Alte und neue Gedanken bestehen nebeneinander, wobei der neue mehr in den Vordergrund (in das Zentrum), der alte in den Hintergrund, an die Sphäre des Bewußtseinsfeldes rückt. Er ist einem allmählichem, u.U. fluktuierendem Schwund unterworfen (Verlust seiner Position im Zentrum des Bewußtseinsfeldes) (= Fading); gleichzeitig erfolgt Eindringen und Persistieren eines neuen Gedankens, der zunehmend mehr in den Fokus des Bewußtseinsfeldes gelangt.

(4:) **Gedankenblockierung u n d Gedankeninterferenz sukzessiv:** Vollständiges Gedankenabreißen (vollständige und plötzliche Blockierung des alten Gedankens), an dessen Stelle - im Unterschied zu Subtyp 1 - ein neuer (oder mehrere neue) Gedanke interferiert (und möglicherweise persistiert). Es liegt

(Forts. C.1.4)

(Forts. C.1.4)

eine Blockierung (des bisherigen Gedankenganges) vor,
aber eben wegen der Verbindung der Blockierung des bis-
herigen mit der Interferenz eines neuen Gedankens keine
"Gedankenleere".

  (5:) **"Fadenverlieren"**, das keinem der Subtypen 1 bis 4
       zugeordnet werden kann.

*   **(s.a. Kommentar !)**

B e a c h t e :

Abgrenzung gegen C.2.10: Dort betrifft "Fadenverlieren"
nicht den jeweiligen **Gedankengang, sondern** den "Handlungs-
faden", die Kontinuität der Wahrnehmung der eigenen Hand-
lungen.

Ist die Blockierung **nur objektiv,** erfolgt **keine** Rubri-
zierung (s.o.).

T y p i s c h e S t a t e m e n t s :

Ich habe keine Gedanken mehr, so als ob etwas abgeschnitten
wäre. (= Subtyp 1)

Manchmal hören die Gedanken plötzlich auf, schlagen einfach
weg. (= Subtyp 1)

Manchmal will ich etwas sagen, dann ist es weg, ganz weg;
manchmal fällt es mir dann wieder ein, manchmal auch nicht.
(= Subtyp 1)

Beim Fernsehen kommt es oft regelrecht zu einem allmählichen
Schwinden und Verdämmern des verbindenden Gedankens, ohne
daß andere Gedanken an dessen Stellen treten. (= Subtyp 2)

Während des Gesprächs denke ich schon an die gestellten
Fragen, muß aber gleichzeitig an tausend andere Dinge den-
ken, während der alte Gedanke und die Frage, die gestellt
wurde, mehr und mehr in den Hintergrund treten. (= Sub-
typ 3).

Schon als der Arzt die Hälfte der Fabel erzählt hatte, war
dieser Teil der Fabel vollständig verschwunden. Neue Ge-
danken waren an die Stelle des vorausgegangenen getreten.
(= Subtyp 4)

Mir reißt oft der Faden ab, weil andere Gedanken ein-
dringen. (= Subtyp 5)

Ich verliere so leicht den Faden. Ich muß dann scharf
nachdenken, dann fällt es mir wieder ein oder es bleibt
verschwunden. (= Subtyp 5)

Ich verliere manchmal den roten Faden. Es ist dann weg,
was ich sagen will. (= Subtyp 5)

(Forts. C.1.4)

(Forts. C.1.4)

<u>G e z i e l t e   F r a g e n :</u>

Kommt es seit der Erkrankung vor, daß Ihnen plötzlich
der Faden abreißt, die Gedanken plötzlich weg sind, wie
abgerissen oder abgeschnitten ? - Haben Sie manchmal das
Gefühl, als ob Ihre Gedanken plötzlich aufhören, so als
ob sie blockiert würden, oder als ob ein Gedanke allmählich
schwindet ? - Tritt dann ein anderer Gedanke an die Stelle
des alten, verlorengegangenen ?

———

C.1.5: Störung der Konzentrationsfähigkeit

Die Patienten berichten **nur allgemein und ohne nähere
Konkretisierung** über eine Störung der Konzentrations-
fähigkeit, ohne daß die Kriterien für C.1.1, C.1.2 oder
C.1.3 erfüllt sind.

Auch dieses Symptom kann - wie die meisten BS - **fluktuieren.**

*   **(s.a. Kommentar !)**

B e a c h t e :

Häufig tritt das Symptom **zusammen mit Klagen über Ge-
dächtnisstörungen** auf, die dann bei C.1.8 bis C.1.11
zu rubrizieren sind.

Wenn das Symptom **durch Arbeit** oder **emotionale Belastung
ausgelöst** auftritt, ist es **abzugrenzen gegen**

A.1.2: Dort **Auslösung durch Arbeit, aber** - außer Konzentra-
tionsstörungen - obligat DMS.

B.2.1: Dort **Auslösung durch emotional affizierende Minimal-
anlässe, doch** - außer Konzentrationsstörungen -
obligat Grübelzwang (= IMS-3).

B.2.2 und B.2.3: Dort - außer Konzentrationsstörungen -
erhöhte Beeindruckbarkeit ausgelöst durch den Pa-
tienten betreffende Verhaltensweisen anderer oder
durch "fremdes Leid"

Abgrenzung gegen C.1.6: Dort Störung der visuellen (Sätze
beim Lesen) und/oder akustischen (Worte, Wortfolgen, Sätze)
Erfassung von Sprachlichem.

T y p i s c h e   S t a t e m e n t s :

Ich kann mich nicht mehr so gut konzentrieren wie
früher.

Oft spüre ich ohne jeden Anlaß so ein Reißen und Kribbeln
im Kopf und kann mich nicht konzentrieren.

G e z i e l t e   F r a g e n :

Hat Ihre Konzentrationsfähigkeit seit der Erkrankung
nachgelassen ? - Können Sie sich nicht mehr so gut kon-
zentrieren wie früher ?

———

C.1.6: Störung der rezeptiven Sprache

Störung der

(Subtyp 1:) **visuellen** (Lesen) und/oder

(Subtyp 2:) **akustischen** (Hören)

Erfassung von Sprachlichem.

Worte, Wortfolgen, Sätze können beim Lesen oder Hören, z.B. im Gespräch, in Filmen, im Fernsehen oder Rundfunk, **in ihrer Bedeutung nicht** oder nur mit Mühe oder **unvollständig aufgefaßt** und **erkannt** werden.

Diese Störung tritt zum Teil **erst nach einiger Zeit der Beanspruchung** in Erscheinung; die Geschwindigkeit der akustischen oder visuellen Erfassung (Lesegeschwindigkeit) von Sprachlichem kann **aber auch von Anfang an** gegenüber früher reduziert sein. Durch langsames, mehrfaches oder lautes Lesen versuchen die Patienten, die Störung zu bewältigen (**BV**).

Eine vom Patienten berichtete **Störung der zwischenmenschlichen Kommunikation** kann auf einer Störung der rezeptiven Sprache beruhen !

*   (s.a. Kommentar !)

B e a c h t e :

Abgrenzung gegen C.1.5: Dort nur allgemein Klagen über Konzentrationsstörungen, die auch beim Lesen und/oder Hören (im Gespräch) auftreten, aber nicht die Kriterien von C.1.6 erfüllen.

Abgrenzung gegen C.1.9: Dort Störung der Wiedergabe (und nicht bereits der Auffassung).

Abgrenzung gegen C.2.7: Dort Störung der Erfassung der Bedeutung von - nicht-sprachlichen - Wahrnehmungen (und nicht der Erfassung der Bedeutung von Sprachlichem).

T y p i s c h e   S t a t e m e n t s :

Ich kann seit der Erkrankung Unterhaltungen manchmal nicht richtig aufnehmen, dem Gespräch nicht richtig folgen. (= Subtyp 2)

Manchmal ist es so, als ob ich immer danebenhöre. Es kann einer erzählen und ich höre Worte und nehme das auch auf, aber nur im Groben, nicht im Zusammenhang und so präzis wie früher. Beim Fernsehen merke ich, daß ich die Gespräche im Film nicht richtig erfasse. (= Subtyp 2)

Oftmals stutze ich beim Lesen vor einem alltäglichen Wort und muß erst überlegen, was es bedeutet (FBF 3). (= Subtyp 1)

(Forts. C.1.6)

(Forts. C.1.6)

Immer öfter lese ich über die Zeilen hinweg und erkenne
den Sinn nicht (FBF 3). (= Subtyp 1)

G e z i e l t e   F r a g e n :

Können Sie Sprachliches, z.B. bei Gesprächen mit anderen
oder beim Lesen, noch genauso erfassen wie früher ? -
Können Sie die Gespräche und den Gang der Handlung in
Filmen (Fernsehen) noch so gut erkennen wie vor der Er-
krankung ? - Können Sie manchmal einzelne Wörter oder
Sätze in ihrer Bedeutung nicht so erfassen wie vor der
Krankheit ? - Müssen Sie beim Lesen langsamer lesen als
früher oder den Text mehrfach oder laut lesen, um den
Inhalt zu erfassen ?

—

C.1.7: Störung der expressiven Sprache

Selbst wahrgenommene Erschwerung der Sprache mit **defizienter Aktualisierung passender Worte**. Der Patient registriert beim eigenen Sprechen, daß **Wortauswahl, sprachliche Präzision** und **Wortflüssigkeit beeinträchtigt** sind. Die treffenden Worte stehen nicht mehr oder nicht mehr rasch genug zur Verfügung; zum Teil werden nur lose und unpräzis dem Kontext entsprechende Worte aktiviert.

Bei stärkerer Ausprägung der Störung kann es zu einem selbst wahrgenommenen **Vorbei- oder Danebenreden** kommen, das dann auch (wie ein Teil der Blockierungssymptome von C.1.4) für Untersucher bzw. Bezugspersonen - als nicht treffende und/oder taktlose sprachliche Äußerung - erkennbar wird.

Die Patienten versuchen die Störung zu **kompensieren**, z.B. durch Wiederholen von eingeschliffenen Wendungen und Floskeln oder Schweigen in oder Vermeiden von Gesprächen (sekundärer Autismus). Die Störung kann sich **hinter solchen BV verbergen**.

* **(s.a. Kommentar !)**

B e a c h t e :

Abgrenzung gegen A.7.2: Dort nimmt der Patient wahr, daß er seine Gefühle auch in seinen sprachlichen Äußerungen (wie im Mimik, Gestik usw.) nicht mehr so ausdrücken kann, wie er es möchte.

T y p i s c h e   S t a t e m e n t s :

Ich spreche auf einem niedrigeren Sprachniveau. Worte und Sätze sind nicht so präzis und treffend. Es fehlen mir die Worte und ich kann sie nur schwer in die richtige Verbindung bringen.

Meine Antworten sind nicht mehr so klar wie früher, ich druckse dann so lang herum, bis ich etwas gefunden habe.

Mein Wortschatz ist seit der Erkrankung sehr eingeschränkt.

G e z i e l t e   F r a g e n :

Können Sie sich noch genauso geschickt und treffend ausdrücken wie früher ? - Oder haben Sie das Gefühl, daß Sie nicht mehr so flüssig und präzis sprechen können wie früher, nicht mehr die passenden Worte und Sätze finden und vielleicht manche Worte und Redewendungen häufig wiederholen ? - Haben Sie oft selbst das Gefühl, daß Sie nicht mehr das ausdrücken können, was Sie sagen möchten, oder daß Sie an einer Frage vorbeireden ?

———

C.1.8 bis C.1.11: Störungen des Gedächtnisses

Allgemeine Anmerkungen

Die in den Items C.1.8 bis C.1.11 **vorgenommene Trennung ist nur bedingt** und teilweise **möglich.**

Dennoch soll der Untersucher **versuchen,**

Störungen des **unmittelbaren** Behaltens (des Ultrakurzzeitgedächtnisses) **(C.1.8),**

Störungen des **Kurzzeitgedächtnisses (C.1.9)** und

besonders strukturierte Störungen des **Langzeitgedächtnisses (C.1.10)**

zu differenzieren.

Gedächtnisstörungen, bei denen eine **Zuordnung** zu einem dieser 3 Typen anhand der Selbstschilderungen der Patienten **nicht möglich** ist, sind **bei C.1.11** zu registrieren.

Am Anfang sollte allgemein gefragt werden, ob das Gedächtnis seit der Erkrankung schlechter wurde und woran der Patient das feststellt.

Durch die bei C.1.8 bis C.1.10 angeführten **Zusatzfragen** sollte dann versucht werden zu klären, ob eine Störung des unmittelbaren Behaltens, des Kurzzeit- oder Langzeitgedächtnisses oder eine aufgrund der Angaben des Patienten nicht weiter zuzuordnende Gedächtnisstörung vorliegt.

C.1.8: **Störungen des unmittelbaren Behaltens (des Ultrakurz-
zeitgedächtnisses) einschließlich der durch die Störung
des UKZ bedingten Störung der Rechenfähigkeit**

Die Patienten berichten über Störungen des Gedächtnisses,
die in etwa der **Definition des Ultrakurzzeitgedächtnisses**
bzw. des **unmittelbaren Konfigurationsgedächtnisses** ent-
sprechen.

Der Patient schildert, daß er **nicht mehr imstande ist,
einen Sachverhalt für eine sehr kurze Frist** (von ca. 5 bis
30 Sekunden Dauer) **zu behalten.**

Bei der **Rechenfähigkeit** handelt es sich um **Kopfrechnen**
unter Ausschluß von eingeschliffenen Leistungen, die durch
einen Übungseffekt prompt zur Verfügung stehen.

T y p i s c h e   S t a t e m e n t s :

Wenn mir jemand etwas sagt, muß ich das sofort ausführen
oder aufschreiben, sonst behalte ich es nicht. Ich höre
das zwar, dann ist es aber wieder weg.

Als Sie gerade bei der Fabel die zweite Hälfte der Ge-
schichte erzählten, war die erste wieder weg. (Fabel von
der Biene und der Taube)

Früher habe ich beim Rechnen, z.B. beim Multiplizieren
mit zweistelligen Zahlen, gleich eine Antwort gewußt.
Heute geht es viel langsamer und ich muß mir die Aufgabe
notieren, weil ich die Zwischenergebnisse vergesse.

G e z i e l t e   F r a g e n :

Können Sie sich Dinge, die man Ihnen sagt, genauso gut
und unmittelbar merken wie früher ? - Oder müssen Sie
sie sofort ausführen oder aufschreiben, weil Sie sie
sonst gleich wieder vergessen ? - Können Sie noch genauso
schnell Kopfrechnen wie früher, z.B. Multiplizieren mit
zweistelligen Zahlen ?

<u>C.1.9:</u> **Störungen des Kurzzeitgedächtnisses**

Die Patienten berichten, daß sie **nicht mehr imstande seien, einen Sachverhalt** für eine Frist **von wenigstens etwa 20 Minuten Dauer zu behalten.**

Die Patienten **fassen zwar,** z.B. beim Lesen oder bei einem Gespräch, **den Inhalt auf,** können ihn aber **schon nach kurzer Zeit** (nach ca. 1/2 bis 1 Stunde) **nicht mehr erinnern** und wiedergeben.

<u>**T y p i s c h e   S t a t e m e n t s :**</u>

Ich bin sehr vergeßlich geworden. Ich lasse das Essen häufig anbrennen. Beim Einkaufen muß ich mir alles aufschreiben. Auch verlege ich oft Gegenstände.

Ich vergesse alles so schnell und behalte nichts.

Wenn jemand etwas sagt, fasse ich es wohl auf, kann mich aber nach kurzer Zeit nicht mehr daran erinnern. Ich kann mich beim Lesen zwar konzentrieren, das Gelesene auffassen, aber nach 1 Stunde nicht mehr wiedergeben, was ich gelesen habe.

<u>**G e z i e l t e   F r a g e n :**</u>

Kommt es im Unterschied zu früher öfter vor, daß Sie nicht mehr wissen, wohin Sie einen Gegenstand gelegt haben ? - Müssen Sie sich beim Einkaufen alles aufschreiben ? - Wenn Sie etwas gelesen haben, können Sie dann das Wesentliche auch noch (nach Beendigung der Lektüre) nach ca. 1/2 Stunde wiedergeben ? - Geht es Ihnen so, daß Sie am Ende eines Films bzw. einer Nachrichtensendung, z.B. der Tagesschau, nicht mehr wissen, was am Anfang war ?

C.1.10: **Besonders strukturierte Störungen des Langzeit-
gedächtnisses**

Störungen des Langzeitgedächtnisses im Sinne einer Stö-
rung der gezielten (selektiven) **Wiederverfügbarmachung
von Erfahrungen, deren Einprägung Stunden bis Jahre
zurückliegt.**

Die **besondere Struktur** bzw. Defizienz besteht darin, daß
die **gezielte Wiederverfügbarmachung** bestimmter Erfah-
rungen (oder Kenntnisse), die einer bestimmten Situation
(oder einer bestimmten Aufgabe) am ehesten angemessen
sind, insofern **gestört ist, als neben** der situations-
adäquaten Erfahrung eine Reihe anderer Erfahrungen aktuali-
siert werden, ohne daß der Patient entscheiden kann, wel-
che Erfahrung am ehesten situationsadäquat ist. Er ist
unfähig zur Unterdrückung konkurrierender, mit der ad-
äquaten Erfahrung häufig nahe assoziierter **Erfahrungen**
und **Reaktionstendenzen** ("Verlust an Gewohnheitshierarchien",
"Nivellierung der Erfahrungshierarchien", "Überein-
schließung").

*   **(s.a. Kommentar !)**

B e a c h t e :

Abgrenzung gegen C.1.1: Dort ist es in der Regel e i n
Gedanke, der eindringt und der gewöhnlich auch **keine**
assoziative Beziehung zum vorangegangenen Gedanken hat.

T y p i s c h e   S t a t e m e n t s :

Ich bin heute nicht mehr imstande, gutachterliche Stel-
lungnahmen zu verfassen, weil ich zu viele Assoziationen
habe. Es fallen mir dann eine Reihe von möglichen Ant-
worten ein, ohne daß ich unterscheiden kann, welche am
ehesten wahrscheinlich oder richtig ist.

Ich kann mich schlecht daran erinnern, was seit der Er-
krankung war. Wenn ich aus dieser Zeit etwas hervorholen
möchte, weiß ich oft nicht, welche von verschiedenen
Erinnerungen zutrifft.

G e z i e l t e   F r a g e n :

Stehen Ihnen bestimmte, früher vorhandene Kenntnisse
heute, wenn Sie sie brauchen, nicht mehr zur Verfügung ? -
Oder tauchen dann mehrere Antworten (Lösungsmöglichkeiten)
auf, ohne daß Sie entscheiden können, welche am ehesten
angemessen oder richtig ist ?

———

C.1.11: Nicht rubrizierbare Gedächtnisstörungen

Hier werden Störungen des Gedächtnisses rubriziert,
bei denen eine Differenzierung und eine Zuordnung
zu C.1.8, C.1.9 oder C.1.10 anhand der Selbstschilde-
rungen des Patienten nicht möglich ist.

T y p i s c h e   S t a t e m e n t s :

Wenn etwas Besonderes ist, muß ich es mir aufschreiben,
um es nicht zu vergessen.

Ich bin nicht mehr fähig, etwas zu behalten. Ich ver-
suche zu trainieren, Gedichte zu lernen, kann aber
nichts mehr behalten.

Ich bin vergeßlich geworden. Wenn mein Mann die ganze
Woche nicht da ist, schreibe ich alle Dinge auf, die
ich meinem Mann mitteilen will.

G e z i e l t e   F r a g e n :

Den Patienten werden die gezielten Fragen von C.1.8 bis
C.1.10 gestellt !

———

C.1.12: Verlangsamung und Erschwerung der Denkvorgänge

Selbst wahrgenommene, nicht näher charakterisierte und
präzisierte Verlangsamung und Erschwerung des Denkab-
laufs.

Es handelt sich hier um eine **eher allgemeine Klage,** daß
das Denken verlangsamt und erschwert ist.

*   **(s.a. Kommentar !)**

B e a c h t e :

Abgrenzung gegen C.1.5: Dort wird über eine Störung der
Konzentrationsfähigkeit geklagt.

Abgrenzung gegen C.1.6 und **C.1.7:** Dort Störung der
visuellen oder akustischen Erfassung von Sprachlichem
bzw. der sprachlichen Präzision.

Soweit die Beschreibungskriterien von C.1.5, C.1.6 und
**C.1.7 erfüllt sind, erfolgt Rubrizierung auch dann nur
d o r t , wenn** die Patienten im Gefolge dieser kogniti-
ven Denkstörungen über eine Verlangsamung und Erschwe-
rung des Denkablaufs klagen.

T y p i s c h e   S t a t e m e n t s :

Das Denken fällt mir schwerer als früher. Es geht lang-
samer als früher. Jede Antwort macht mir Mühe.

G e z i e l t e   F r a g e n :

Können Sie noch genauso gut und so rasch denken wie
früher oder macht Ihnen das Denken mehr Mühe als früher ? -
Geht das Denken langsamer als vor der Erkrankung ?

C.1.13: Störung der Denkinitiative und gedanklichen Intentionalität

Beeinträchtigung von Denkinitiative, "Denkenergie" und gedanklicher Intentionalität, soweit die Patienten die Störung selbst wahrnehmen.

Die Störung ist das subjektiv-erlebnismäßige Pendant der vom Untersucher festgestellten "Entspannung des intentionalen Bogens" (Defekt der gedanklichen aufgabenbezogenen Intentionalität).

Störungen der Denkinitiative und Denkenergie kommen auch in einer (durch das Fehlen eines übergreifenden Konzeptes bedingten) **Beeinträchtigung** der Fähigkeit zum Ausdruck, **bestimmte Tätigkeiten**, z.B. Kochen, **frei zu initiieren und zu strukturieren.**

B e a c h t e :

Abgrenzung gegen C.3.3: Dort Verlust mehr oder weniger weitgehend automatisierter Fertigkeiten.

T y p i s c h e   S t a t e m e n t s :

Ich habe nicht mehr die richtige Kraft zum Denken.

Ich kann mich mit niemandem richtig unterhalten, ich muß immer unterhalten werden. Ich bin richtig sprechfaul geworden. Man muß mich zum Sprechen geradezu zwingen.

Beim Denken und Sprechen fehlt das Kontinuierliche, das natürliche Gleiten, das früher ohne große Mühe gelang. Es ist immer eine Lücke drin. Ich kann jetzt gleichsam nur noch in kurzen, immer wieder unterbrochenen Schritten, mehr in Schubladen, in Kasten denken. Ich habe nicht mehr so den Überblick und den Zusammenhang.

G e z i e l t e   F r a g e n :

Haben Sie nicht mehr so die richtige Kraft oder Energie zum Denken ? - Haben Sie die Initiative zum Denken und die Fähigkeit, sich z.B. in einem Gespräch mit eigenen Vorstellungen zu beteiligen, im Vergleich mit früher eingebüßt ?

<u>C.1.14</u>: **Störung der Revisualisation**

Beeinträchtigung der Fähigkeit, sich eine **vertraute Wahrnehmungsgegebenheit**, z.B. ein Gesicht, eine Landschaft, ein Zimmer, vorzustellen.

<u>T y p i s c h e   S t a t e m e n t s :</u>

Wenn ich mir etwas vorstellen möchte, bekomme ich Einzelheiten nicht mehr zusammen (FBF 3).

Ich kann mir die Gesichter vertrauter Personen nicht mehr richtig vorstellen (FBF 3).

<u>G e z i e l t e   F r a g e n :</u>

Können Sie sich bestimmte Dinge, z.B. Ihr Elternhaus oder ein Zimmer in Ihrer Wohnung, oder das Gesicht bekannter, vertrauter Menschen nicht mehr so richtig und so gut wie früher vorstellen ?

———

C.1.15: **Störung der Diskriminierung von Vorstellungen und Wahrnehmungen bzw. von Phantasie- und Erinnerungsvorstellungen**

Die Fähigkeit zur Unterscheidung von

    (Subtyp 1:) **Vorstellungen** und **Wahrnehmungen** oder von

    (Subtyp 2:) reinen **Phantasie-** und von **Erinnerungsvorstellungen**,

d.h. solchen **Bewußtseinsinhalten**, die auf **tatsächlichen früheren Erfahrungen** und Erlebnissen beruhen, ist beeinträchtigt.

* **(s.a. Kommentar !)**

B e a c h t e :

Abgrenzung gegen C.1.2: Dort "Vorstellungszwang"
(s. hierzu auch Kommentar zu C.1.2)

T y p i s c h e   S t a t e m e n t s :

Manchmal sehe ich etwas und bin kurze Zeit nicht sicher, ob ich es mir nur vorstelle (FBF 3). (= Subtyp 1)

In den letzten Wochen sind meine Gedanken immer stärker geworden, manchmal habe ich überhaupt nicht mehr unterscheiden können, ob ich mir etwas nur vorstelle oder z.B. schon höre. (= Subtyp 1)

Immer wieder kommt es mir vor, als ob ich vor 20 Jahren im Urlaub mit einer Freundin ein Kind umgebracht hätte. Ich muß dann grübeln und der Sache nachgehen und bin im Zweifel, ob etwas daran sein könnte oder nicht. Im Moment weiß ich, daß alles Einbildung, Unsinn ist. Doch kann ich heute nacht aufwachen und der Gedanke steht wieder vor mir: habe ich das gemacht oder nicht? Es taucht immer wieder auf, als ob es ein zweites Gedächtnis wäre, das mir das aufzwingt. (= Subtyp 2)

G e z i e l t e   F r a g e n :

Sind Sie manchmal nicht sicher, ob Sie etwas tatsächlich sehen (hören) oder es sich nur vorstellen ? - Kommt es vor, daß Sie nicht sicher sind, ob Sie in der Vergangenheit etwas Bestimmtes wirklich getan haben oder ob Sie sich das nur einbilden ?

———

C.1.16: Störung der Symbolerfassung (Konkretismus)

Selbst wahrgenommene und mitgeteilte Beeinträchtigung
der **Erfassung von symbolischen Beziehungen** und **Sinnzu-
sammenhängen**, auch vom Patienten berichtete **Phänomene
im Sinne des Konkretismus** (Abbau zum Konkreten): Der
Patient ist nicht mehr fähig, sich innerlich auf Ab-
straktes, Gedachtes einzustellen und mit diesem zu
operieren, um ein Leistungsziel zu erreichen.

*   (s.a. Kommentar !)

B e a c h t e :

Abgrenzung gegen C.1.6: Dort Störung der Erfassung der
Bedeutung von Worten und Sätzen beim Lesen oder Hören.

T y p i s c h e   S t a t e m e n t s :

Wenn ich denke, muß ich mich an das halten, was sicht-
bar oder faßbar ist. Ich habe bemerkt, daß es mir jetzt
im Gegensatz zu früher schwerfällt, den symbolischen Ge-
halt, z.B. von Sprichwörtern oder einer Fabel, zu ver-
stehen.

Ich kann nicht mehr ohne weiteres erkennen, daß ein be-
stimmter Gegenstand oder Vorgang als Sinnbild für etwas
Gedachtes, Allgemeines oder Abstraktes steht.

Ich bin nicht mehr imstande, den Sinngehalt, die ge-
dankliche Bedeutung, die einer bestimmten Sache inne-
wohnt, zu erkennen.

G e z i e l t e   F r a g e n :

Können Sie noch genauso gut wie früher den Sinngehalt
einer Sache, die symbolische Bedeutung, die z.B. ein
Sprichwort oder eine Fabel hat, verstehen ? - Oder hat
Ihre Fähigkeit zum Abstrahieren nachgelassen ? Können
Sie nur noch wörtlich-konkret denken, so daß Sie nicht
mehr fähig sind, von einer bestimmten, konkreten Sache
auf etwas Abstraktes, allgemein Gültiges zu kommen ?

C.1.17: "Subjekt-Zentrismus" - Eigenbeziehungstendenz

Es handelt sich hier um selbst wahrgenommene und geschilderte **Eigenbeziehungserlebnisse**, bei denen der Patient bestimmte **Wahrnehmungsvorgänge** noch **unbestimmtsphärisch mit dem Gefühl erlebt, daß bestimmte Verhaltens-und Äußerungsweisen, zumal von Mitmenschen, ihm gelten, doch zur gleichen Zeit** (oder unmittelbar danach) **weiß, daß dies unmöglich** oder unwahrscheinlich ist.

Der Patient hat das Gefühl, im Mittelpunkt des Geschehens zu stehen, ohne daß diese Erlebnisvollzugsstörung weiter ausgestaltet und konkretisiert ist.

* **(s.a. Kommentar !)**

T y p i s c h e   S t a t e m e n t s :

Ich habe das Gefühl, wenn in weiter Ferne ein Hund bellt oder eine Katze schreit, sie tun es meinetwegen, oder auch, daß manche Zeitungsartikel meinetwegen geschrieben sind. Ich sage mir zugleich, was denkst du da für einen Blödsinn, das gibt es doch gar nicht.

Bei Radiosendungen drängte sich mir immer wieder der Gedanke auf, daß man mir etwas durch die Blume zu verstehen geben will, obschon mir mein Verstand sagt, daß alles Einbildung, alles Unsinn ist.

G e z i e l t e   F r a g e n :

Müssen Sie manchmal bestimmte Vorgänge in Ihrer Umgebung, z.B. Handlungen und Äußerungen von Mitmenschen, auf sich beziehen, obschon Sie zur gleichen Zeit wissen, daß dies unwahrscheinlich oder unmöglich ist ?

C.2:   Kognitive Wahrnehmungsstörungen

Allgemeine Anmerkungen

Es handelt sich in der Regel um **einfache Wahrnehmungs-veränderungen** (sog. sensorische Störungen), bei denen die **reale Umwelt zwar richtig erkannt** wird, **doch durch Intensitäts-** und **Qualitätsverschiebungen verändert**, entstellt und verzerrt erscheint.

Die Störungen erfüllen **nicht** die Kriterien von **Halluzinationen** (Ausnahme: Photopsien, Akoasmen) oder von **illusionären Verkennungen.**

Die Störungen betreffen **überwiegend** das optische und akustische, **seltener** das olfaktorische, gustatorische und taktile Sinnesgebiet.

B e a c h t e :

Besonders bei den Störungen auf optischem Gebiet sind **Nebenwirkungen** von Pharmaka, insbesondere von Psychopharmaka, **auszuschließen.**

C.2.1: **Verschwommen- und Trübsehen. Passagere Blindheit.
Partielles Sehen**

(Subtyp 1:) Paroxysmales oder phasenhaft auftretendes, Se-
kunden bis Wochen anhaltendes **Verschwommen-
und Trübsehen, undeutliches** und **unscharfes
Sehen.**

(Subtyp 2:) **Passagere Blindheit,** die das **gesamte** Wahrneh-
mungsfeld oder **nur bestimmte** Wahrnehmungsob-
objekte betreffen kann.

(Subtyp 3:) **Partielles Sehen.** Es wird **nur ein Teil** eines
bestimmten Wahrnehmungsobjektes gesehen.

B e a c h t e :

Akkomodationsstörungen durch Psychopharmaka (Antidepressiva,
Neuroleptika) **sind auszuschließen.**

T y p i s c h e   S t a t e m e n t s :

Meine Sehfähigkeit hat abgenommen, ich sehe alles ver-
nebelt, wie durch einen Schleier. (= Subtyp 1)

Ich sehe verschwommen beim Lesen, die Buchstaben ver-
schwimmen vor den Augen. (= Subtyp 1)

Es war so, als ob die Zahlen mir weggingen. Manchmal nur
für einen Moment, dann einige Tage. Dann sehe ich sie
wieder zwischendurch. (= Subtyp 2)

Wenn ich einen Gegenstand fixieren will, verschwindet er
vor meinen Augen. (= Subtyp 2)

Der Weg, das Huhn und die Stube waren plötzlich unsicht-
bar. (= Subtyp 2)

Seit der Erkrankung ist das Sehen behindert. Zeigt man mir
z.B. die ganze Hand, sehe ich nur die obere Hälfte der
letzten 3 Finger. Ein Areal oberhalb einer Linie, die vom
Zeigefinger schräg nach unten zum kleinen Finger verläuft,
ist abgeschnitten. (= Subtyp 3)

G e z i e l t e   F r a g e n :

Sehen Sie manchmal für kurze Momente oder auch über längere
Zeit verschwommen und trübe, undeutlich oder unscharf ? -
Oder kommt es vor, daß Sie vorübergehend blind sind oder
nur Teile eines Gegenstandes sehen ?

———

<u>**C.2.2:**</u> **Lichtüberempfindlichkeit, Überempfindlichkeit gegenüber bestimmten visuellen Reizen.** Photopsien

(Subtyp 1:) **Überempfindlichkeit gegenüber Licht** und/oder gegenüber **bestimmten visuellen Wahrnehmungsobjekten.**

(Subtyp 2:) **Photopsien:** Elementare bewegte oder unbewegte, weiße oder bunte **Halluzinationen.** Der Patient sieht z.B. Blitze, Funken, Sterne, Flammen, Kreise, Dreiecke, "starkes Licht" (**Geblendetsehen**).

Dieses Phänomen wird hier **nur rubriziert, wenn** es Beschwerdecharakter hat und **nicht** in die Außenwelt verlegt wird !

<u>**T y p i s c h e   S t a t e m e n t s :**</u>

Ich bin sehr lichtempfindlich. Ich gehe deswegen nicht weg und trage am Tage eine dunkel getönte Brille. (= Subtyp 1)

Fernsehen vertrage ich nicht, weil es den Augen wehtut, wenn ich auf den Bildschirm sehe. (= Subtyp 1)

Das Licht ist direkt schmerzhaft, hell und grell. Die Sonne empfand ich tagelang grell und schmerzhaft-schneidend. (= Subtyp 1)

Das Flimmern vor den Augen wurde immer stärker, wie wenn man Sternchen sieht. Es ging dann in Rot über und verschwand allmählich. (= Subtyp 2)

Ich sehe immer wieder Funken, so ein Geflimmer vor den Augen, tagsüber und abends im Dunkeln. (= Subtyp 2)

Das ist ein Gefühl, als ob man in die Sonne sieht und sie einen blendet. Es dauert nur einige Sekunden. Dabei rasende Kopfschmerzen. (= Subtyp 2)

<u>**G e z i e l t e   F r a g e n :**</u>

Sind Sie gegenüber Licht überempfindlich geworden ? -
Können Sie z.B. Fernsehen deswegen nicht mehr ertragen ? -
Sehen Sie manchmal vorübergehend Lichtblitze oder andere sehr helle Gebilde wie Funken, Sterne, Punkte, Flammen ?

———

C.2.3: Andere optische Wahrnehmungsstörungen

Die hier angeführten **12 Subtypen** von Wahrnehmungsstörungen, die oft kombiniert vorkommen, müssen - wie alle BS - vom Patienten als Störung beschrieben werden:

(1:) **Porropsie** und **Nahsehen:** Es erscheint alles in die Ferne bzw. in die Nähe gerückt. Dabei erscheinen die Wahrnehmungsobjekte in der Regel in der Größe unverändert.

(2:) **Mikro-** und **Makropsie:** Die Gegenstände erscheinen kleiner bzw. größer, als sie in Wirklichkeit sind. **Beachte:** Abgrenzung von sog. Liliput- und Gulliver-Halluzinationen.

(3:) **Metamorphopsie:** Gegenstände werden in der Form verändert oder verzerrt wahrgenommen.

(4:) **Veränderungen des Farbensehens:** Intensitätssteigerungen und/oder qualitative Veränderungen (Metachromopsie). **Farbigsehen:** Das gesamte Wahrnehmungsfeld oder ein bestimmter Wahrnehmungsabschnitt erscheint in einer bestimmten Farbe (oder in mehreren Farben).

(5:) **Wahrnehmungsveränderungen an Gesicht und/oder Gestalt anderer:** Hier werden auch Erlebnisweisen erfaßt, bei denen Gesicht oder Gestalt anderer eine (vom Patienten gewöhnlich als eigenartig empfundene) **bestimmte Farbtönung** bekommen, oder Gesichts-, Augen- und Haarfarbe bekannter Menschen ihm verändert erscheinen. Die Wahrnehmungsveränderungen am Gesicht anderer können zu einer **Störung der Erfassung** (des Verstehens) **des mimischen Ausdrucks** führen.

(6:) **Wahrnehmungsveränderungen am eigenen Gesicht** (sog. **Spiegelphänomen**): Die Patienten nehmen Veränderungen am Gesicht oder Körper wahr und betrachten deswegen ihr Gesicht im Spiegel sehr häufig und intensiv.

(7:) **Scheinbewegungen von Wahrnehmungsobjekten** erleben die Patienten bevorzugt bei eigenen Bewegungen. Sie sind daher bestrebt, sich nicht oder möglichst wenig zu bewegen (BV). **Beachte:** Abgrenzung gegen D.10: Dort Scheinbewegungserlebnisse im Bereich des **eigenen Körpers**, z.B. der Gliedmaßen.

(8:) **Doppelt-, Schief-, Schräg-** und **Verkehrt-Sehen**

(9:) **Störungen der Schätzung von Entfernungen** und der **Größe von Gegenständen.**

(10:) **Auflösung der Geradlinigkeit gegenständlicher Konturen** (im Sinne von Knickung, Krümmung, Schlängelung).

(11:) **Dysmegalopsie:** Gegenstände werden auf der einen Seite größer, auf der anderen kleiner gesehen.

(12:) **Abnorm langes Haften optischer Reize bzw. nachträgliches Sehen** von (Minuten bis Stunden) zuvor tatsächlich Gesehenem.

* (s.a. Kommentar !)

(Forts. C.2.3)

(Forts. C.2.3)

T y p i s c h e   S t a t e m e n t s :

Alles war so klein und so weit weg. (= Subtyp 2 und 1)

Die Einrichtungsgegenstände erschienen klein und verzerrt, das Zimmer lang und breit. (= Subtyp 2 und 3)

Die Dinge erschienen mir alle weit entfernt, alles war weit weg. (= Subtyp 1)

Alle Gegenstände erschienen mir in die Nähe gerückt, so als ob ich durch ein Fernglas nach draußen gucke. (= Subtyp 1)

Die Gebrauchsgegenstände sahen so eigenartig verändert und verzerrt aus. (= Subtyp 3)

Was grün war, wurde ganz dunkelgrün. Auch das Korn war in der Farbe anders, viel intensiver und greller. (= Subtyp 4)

Es war plötzlich so, als wenn man alles durch eine gelbe Brille sieht. Dann wieder erschienen alle Gegenstände tiefdunkelrot. (= Subtyp 4)

Die Leute erscheinen zu dick oder auch zu dünn, irgendwie verzerrt und nicht, wie sie in Wirklichkeit sind. (= Subtyp 5)

Die Gesichter meiner Eltern sahen ganz anders aus, alles vorgeschoben, die Nase so lang. Das sonst so schmale Gesicht der Schwägerin war breit und rot, der Mund verzogen. (= Subtyp 5)

Die Menschen veränderten sich plötzlich und bekamen eine andere Haarfarbe. (= Subtyp 5)

Mein Mann hatte abwechselnd helle, blaue und dann wieder dunkelbraune Augen. (= Subtyp 5)

Wenn ich mich im Spiegel betrachte, ist das Gesicht ganz entstellt und komisch. Die Gesichtszüge sind ganz anders als sonst. (= Subtyp 6)

Die Blumen am Fenster fingen plötzlich an zu wackeln, die Landschaft bewegte sich mit einem Male ganz stark. Die Wände gingen plötzlich vor und zurück. (= Subtyp 7)

Wenn ich die Gesichter der Leute sehe, ist es immer, als ob ein Bild weglaufe, wie wenn immer etwas weggeht. (= Subtyp 7)

Eine ganze Weile sah ich doppelt. Der Tisch stand zweifach vor mir. (= Subtyp 8)

Die Häuser auf der Straße waren alle so schräg, sie standen nicht mehr aufrecht. (= Subtyp 8)

Immer wieder sah ich für kurze Zeit die Dinge überkreuz, in verwirrender Weise gegeneinander verschoben. (= Subtyp 10)

(Forts. C.2.3)

(Forts. C.2.3)

Die Gegenstände erschienen schief, auf der einen Seite
größer, auf der anderen Seite kleiner. (= Subtyp 11)

In der letzten Zeit sehe ich manchmal abstrakte Muster,
die ich von früher her kenne. Die bleiben dann tagelang
immer an derselben Stelle des Gesichtsfeldes; wenn ich
den Kopf bewege, gehen die Muster mit. (= Subtyp 12)

G e z i e l t e   F r a g e n :

Kommt es vor, daß Gegenstände weiter weg- oder näher
heranrücken oder sich zu bewegen scheinen? - Daß Sie manch-
mal plötzlich größer oder kleiner oder verzerrt oder in
der Farbe verändert sehen? - Daß sich Gesichter oder Ge-
stalt anderer Menschen oder das eigene Gesicht zu verändern
scheinen ? - Daß Sie doppelt oder dreifach, schräg oder
schief oder gerade Konturen geknickt, gekrümmt oder ge-
schlängelt sehen ?

———

C.2.4: **Geräuschüberempfindlichkeit. Akoasmen**

(Subtyp 1:) **Überempfindlichkeit gegenüber Geräuschen, Lärm** und **allgemein** gegenüber **akustischen Reizen.**

(Subtyp 2:) **Akoasmen** als elementare, unausgeformte, nicht-verbale akustische **Halluzinationen,** z.B. Knallen, Sausen, Zischen, Klopfen oder Musikhören.

Diese werden hier **nur rubriziert, wenn** das Gehörte als Störung (Defizienz) wahrgenommen und **nicht** in die Umwelt verlegt wird (Fehlen der Außenprojektion, d.h. des Realitätsurteils, wobei im Augenblick des Erlebens unmittelbare Realitätsgewißheit bestehen kann).

*   **(s.a. Kommentar !)**

B e a c h t e :

Abgrenzung gegen D.12: Dort durch akustische Reize ausgelöste Coenästhesien.

T y p i s c h e   S t a t e m e n t s :

Ich bin so furchtbar geräusch- und lärmempfindlich. Wenn die Krankheit da ist, ist der Lärm lauter. Sämtliche Geräusche irritieren mich. (= Subtyp 1)

Die Zischlaute von jemandem, der spricht, oder auch mein Klavierspiel klingt doppelt so laut im Kopf wie normal. Der Lärm der Autos ist überlaut. (= Subtyp 1)

Ich hörte alles überscharf und quälend, viel deutlicher, das Glockenläuten und das Maschinengeräusch auf der Arbeitsstelle viel intensiver als sonst, so laut, daß ich es nicht mehr ertragen konnte. (= Subtyp 1)

Ich höre von Zeit zu Zeit unbestimmte Geräusche, z.B. wie wenn ein Tier einen Laut ausstößt oder wie ein Klopfen, Zischen oder Sausen. Ich weiß aber dabei genau, daß solche Geräusche in Wirklichkeit nicht vorhanden sind. (= Subtyp 2)

G e z i e l t e   F r a g e n :

Sind Sie empfindlicher gegenüber Geräuschen als früher ? - Hören Sie manchmal ein Knallen, Sausen, Zischen, Klopfen u.ä., von dem Sie sogleich wissen, daß diese Geräusche in Wirklichkeit nicht vorhanden sind ?

C.2.5: Veränderungen von Gehörswahrnehmungen

(Subtyp 1:) Veränderungen von **Intensität** (i.S. der Abnahme) und/oder **Qualität** von **Gehörswahrnehmungen** (zum Teil auch mit **Übergängen zur Derealisation**)

(Subtyp 2:) **Abnorm langes Haften akustischer Reize** bzw. **nachträgliches Hören von Geräuschen**, die Minuten bis Stunden zuvor **tatsächlich gehört** wurden.

*   **(s.a. Kommentar !)**

B e a c h t e :

Pathologische otologische Befunde sind **auszuschließen !**

Abgrenzung gegen C.2.4: Dort **Überempfindlichkeit** gegenüber Geräuschen (hier bei C.2.5: Veränderungen der **Qualität** bestimmter Gehörswahrnehmungen .

Abgrenzung gegen C.2.11: Dort Entfremdung der **gesamten** Wahrnehmungswelt, die **obligat** die optische und nur **fakultativ** die akustische Sphäre betrifft. Falls **nur** Veränderungen von **Gehörs**wahrnehmungen Rubrizierung hier (bei C.2.5).

T y p i s c h e   S t a t e m e n t s :

Das Gehör setzt manchmal bei Belastungen kurzzeitig aus. (= Subtyp 1)

Ich kann nicht mehr richtig hören. Die Sprache klingt so gedämpft, die Musik so dumpf. (= Subtyp 1)

Ich höre alles wie durch einen Lautsprecher, der entfernt steht. (= Subtyp 1)

Ich hörte alles, was die Leute sagten, mit einem so häßlichen Klang. (= Subtyp 1)

Wenn ich im Radio ein Konzert höre, ist die Musik ganz verzerrt, so daß ich mich davor ekele und mir übel wird. (= Subtyp 1)

Der Lärm der Werkstatt hängt mir zu Hause in der Stille noch so an, daß ich schon öfters meine Frau fragte, was ist das für eine Maschine, was ist das für ein Lärm ? (= Subtyp 2)

G e z i e l t e   F r a g e n :

Hören Sie gelegentlich plötzlich und vorübergehend schlechter und leiser? - Und/oder kann das Gehör kurzzeitig auch ganz aussetzen ? - Kommt es vor, daß Sie bestimmte Wahrnehmungen, z.B. sprachliche Äußerungen oder Musik, eigenartig verändert oder verzerrt wahrnehmen ?

———

C.2.6: **Wahrnehmungsveränderungen auf olfaktorischem, gustatorischem oder sensiblem (taktilem) Gebiet**

Intensitative (Abnahme oder Zunahme) oder **qualitative Veränderungen von Wahrnehmungen** auf

(Subtyp 1:) **olfaktorischem** und

(Subtyp 2:) **gustatorischem Gebiet.**

(Subtyp 3:) **Taktile Wahrnehmungsveränderungen:** Veränderungen im Sinne einer Störung der **sensiblen** Wahrnehmung von **Oberflächenstrukturen** bei **Berühren von Gegenständen.**

T y p i s c h e   S t a t e m e n t s :

Manchmal kann ich beim Kochen nichts mehr riechen. (= Subtyp 1)

Etwa 1/2 Jahr lang konnte ich nicht mehr richtig riechen, z.B. roch ich die verbrannte Milch nicht mehr und konnte Vanille und Kaffee nicht mehr unterscheiden. (= Subtyp 1)

Für Gerüche jeder Art wurde ich in dieser Zeit furchtbar empfindlich. (= Subtyp 1)

Ich hatte überhaupt keinen Geschmack mehr, alles schmeckte fad. (= Subtyp 2)

Nudeln und Pflaumen, Zitrone oder Eis, auch der Cinzano schmecken nach überhaupt nichts. (= Subtyp 2)

Bei Berührung von Gegenständen oder auch des eigenen Körpers fühlte sich das anders an als sonst. Wenn ich stricke, fühle ich manchmal die Stricknadeln merkwürdig verändert, ganz klebrig. Auch weiche Wolle faßt sich anders an, wie Stroh. Ich kann das schwer beschreiben. (= Subtyp 3)

G e z i e l t e   F r a g e n :

Sind seit der Erkrankung Geruch oder Geschmack gemindert oder verändert ? - Oder sind Sie gegen den Geruch oder Geschmack bestimmter Speisen überempfindlich geworden, so daß Sie alles stärker riechen und schmecken ? - Fühlen sich Gegenstände bei Berührung anders an als früher ?

———

<u>**C.2.7:**</u> **Störung der Erfassung der Bedeutung von Wahrnehmungen**

Klar Gesehenes - oder Gehörtes - wird **nicht oder nur ver-
zögert erkannt**; die kategoriale Zuordnung ist unmöglich
oder erschwert (L. SÜLLWOLD). Die Fähigkeit, optisch
oder akustisch Wahrgenommenes zu erkennen, d.h. es mit
den (optischen oder akustischen) Erinnerungen zu identi-
fizieren, ist beeinträchtigt.

*   **(s.a. Kommentar !)**

<u>**B e a c h t e :**</u>

Abgrenzung gegen C.1.6: Dort ist die Erfassung der
Bedeutung von Sprachlichem gestört.

<u>**T y p i s c h e   S t a t e m e n t s :**</u>

Was ich vor mir sehe, kommt trotzdem in meinem Kopf
nicht richtig an und ich bleibe unsicher (FBF 3).

Manchmal begegne ich Menschen und sehe sie an und merke
erst, wenn ich vorbeigegangen bin, daß es mir gut be-
kannte Personen sind.

<u>**G e z i e l t e   F r a g e n :**</u>

Kommt es vor, daß Sie heute im Unterschied zu früher
Gegenstände oder Personen klar sehen oder hören, aber
nicht oder nur sehr verzögert und mit Mühe erkennen, um
was oder wen es sich handelt ?

———

C.2.8:   Sensorische Überwachheit

Bei der sensorischen Überwachheit (Hypervigilität, Hypermetamorphose) wird die **Aufmerksamkeit von allen möglichen,** zufälligen und beliebigen **Reizaspekten der Umgebung erregt. Eine Auswahl** (Selektion) von Aspekten, auf die die Aufmerksamkeit gerichtet sein soll, **ist nicht möglich.**

*   **(s.a. Kommentar !)**

B e a c h t e :

Abgrenzung gegen C.1.1: Dort in der Regel Interferenz nur **eines** Gedankens und auch **ohne** Anknüpfung an Außenreize.

Abgrenzung gegen C.1.3: Dort tritt das Gedankendrängen (Gedankenjagen) **unabhängig** von Außeneindrücken (Sinnesreizen) auf.

T y p i s c h e   S t a t e m e n t s :

Ich bin viel zu wach. Alles, was vorgeht, beachte ich, auch wenn ich es gar nicht möchte (FBF 3).

Alles, was in der Umwelt auftaucht, was sichtbar oder hörbar ist, lenkt meine Aufmerksamkeit auf sich. Aber nur ganz kurze Zeit, bis wieder ein anderer oder neuer, beliebiger Reiz die Aufmerksamkeit auf sich zieht, ehe ich den vorausgegangenen richtig verarbeiten kann. Ein geordneter Gedankengang ist dann nicht mehr möglich.

G e z i e l t e   F r a g e n :

Kommt es vor, daß Sie Ihre Aufmerksamkeit in raschem Wechsel beliebigen Außeneindrücken zuwenden müssen, obwohl Sie es gar nicht möchten? - Daß die Aufmerksamkeit bereits durch schwächere, beliebige, sonst unbeachtete Reize in Anspruch genommen wird ? - Können Sie infolge dieser Überwachheit nicht mehr geordnet und zielgerichtet denken und werden gleichsam von Reizen überflutet ?

———

<u>C.2.9:</u> **Fesselung (Bannung) durch Wahrnehmungsdetails**

Hier **tritt ein bestimmter, beliebiger Reizaspekt** (Gegen-
stand) der Umgebung, ein bestimmtes Wahrnehmungsdetail
(ein Wahrnehmungsausschnitt), **auffällig hervor.** Es wird
gleichsam vom übrigen Wahrnehmungsfeld **isoliert** und aus
ihm herausgehoben, so daß diese Einzelheit die **Aufmerk-
samkeit weckt** und **fesselt,** der Patient seinen Blick
auf dieses Wahrnehmungsdetail richten muß, obschon er
es gar nicht möchte (**"Wahrnehmungsstarre", "Bannung"**).

Zum Teil wird dieses vom Patienten erlebte Phänomen **auch
für den Untersucher wahrnehmbar.** Er bemerkt z.B., daß der
Patient in der Exploration plötzlich wie gebannt aus dem
Fenster starrt und für kurze Zeit - Sekunden bis Minuten -
wie abwesend wirkt.

*   **(s.a. Kommentar !)**

<u>B e a c h t e :</u>

Abgrenzung von "Willensbeeinflussung": Dort ist das
Kriterium des "Gemachten" erfüllt, der Patient erlebt
den Zustand als von anderen (von außen) gemacht.

<u>T y p i s c h e   S t a t e m e n t s :</u>

Ich habe auf eine Wasserpumpe im Garten starren müssen,
ohne mir dabei etwas zu denken.

Manchmal tritt irgendein Gegenstand auffällig hervor.
Ich muß dann mit meinem Blick an diesem Detail haften,
obschon ich meine Aufmerksamkeit gar nicht darauf richten
möchte.

<u>G e z i e l t e   F r a g e n :</u>

Kommt es vor, daß irgendein beliebiger Gegenstand der
Umgebung Ihre Aufmerksamkeit fesselt und Sie Ihren
Blick auf ihn richten müssen, obwohl Sie es gar nicht
möchten ? - Daß ein bestimmter Ausschnitt der Umwelt auf-
fällig und gleichsam isoliert von seiner Umgebung hervor-
tritt ? Und Sie dann auf diesen Gegenstand starren müssen,
obwohl Sie es im Grunde gar nicht wollen ?

C.2.10: **Störungen der Kontinuität der Wahrnehmung der eigenen Handlungen**

Es handelt sich um eine **Unterbrechung** der Wahrnehmung der eigenen Tätigkeit.

Der Patient berichtet, daß er sich an eine bestimmte, meist kurze Zeitspanne, in der er einer bestimmten Tätigkeit nachging, nicht mehr erinnern kann.

* **(s.a. Kommentar !)**

B e a c h t e :

Abgrenzung gegen C.1.4: Dort "**Fadenverlieren**" des jeweiligen **Gedankenganges**.

Abgrenzung gegen C.3.2: Dort Störungen des **Ablaufs** der eigenen **Motorik**.

T y p i s c h e   S t a t e m e n t s :

Wenn ich mit meinem Auto unterwegs war, tauchte hinterher immer wieder der Gedanke auf, ich hätte bei meiner Fahrt einen anderen Wagen gestreift oder gar einen Fußgänger angefahren, ohne es bemerkt zu haben. Ich konnte mich dann an diese Zeit und Strecke der Fahrt nicht mehr erinnern.

G e z i e l t e   F r a g e n :

Kommt es vor, daß Sie sich an die Vorgänge innerhalb eines bestimmten Zeitraumes, in dem Sie irgendwie tätig waren, nicht mehr erinnern können ? - Daß Sie z.B. eine Arbeit tun oder mit dem Auto unterwegs waren, aber an diese Zeit unmittelbar danach keine Erinnerung mehr haben ? - Daß Sie dann unsicher sind, ob Sie in dieser Zeit etwas taten, was unangenehm, unerlaubt oder ungesetzlich ist, vielleicht einem anderen einen Schaden zufügten ?

———

<u>C.2.11:</u> **Derealisation**

(Subtyp 1:) Die Wahrnehmungswelt erscheint in schwer be-
schreibbarer Weise **unwirklich, verändert, fremd.** Es handelt sich um eine **E i n b u ß e** an **Physiognomierung** der Wahrnehmungen i.S. der geläufigen **Derealisation,** der "**Entfremdung der Wahrnehmungswelt**".

(Subtyp 2:) Hier wird ein anderer, seltener vorkommender Typ der Derealisation rubriziert: Die **Z u n a h m e der Physiognomierung** der Wahrnehmungswelt oder bestimmter, aus dem Wahrnehmungsfeld herausgelöster, isolierter, gleichsam "eingerahmter" Wahrnehmungen, die häufig mit einer "Fesselung durch Wahrnehmungsdetails" (s. C.2.9: Wahrnehmungsstarre, Unfähigkeit, sich von einem Wahrnehmungsdetail zu lösen) verbunden ist. Derealisationserlebnisse mit erhöhter Physiognomierung und Herausspaltung und Isolierung einzelner Wahrnehmungsbestandteile sind oft mit einem **positiven Gefühlsakzent** verbunden.

*   **(s.a. Kommentar !)**

B e a c h t e :

Abgrenzung gegen C.2.5: Dort **nur** Veränderungen von **Gehör**swahrnehmungen.

T y p i s c h e   S t a t e m e n t s :

Die Umgebung erscheint mir oft unwirklich. Die Dinge sehen nicht aus wie früher. Sie sind fremdartig, irgendwie verändert, flach wie Reliefs. Die Stimmen der Menschen scheinen wie aus weiter Ferne zu kommen. (= Subtyp 1)

Das Verhalten des Hundes fiel mir auf. Er tollte ungestüm herum, so naturhaft, ungebändigt und instinktgeladen. Das war sehr beeindruckend. Es wurde mir eigenartig warm und wohl ums Herz. Dann dieses ungebändigte und naturhafte Pferd, eine durch Alter gebeugte Frau, der ich begegnete, selbst die Ortsnamen, die ganze Landschaft, alles unverfälschte und urwüchsige Natur, so ungewöhnlich ergreifend und beglückend. (nach P. MATUSSEK, 1952) (= Subtyp 2)

Ich bemerkte zwei Kätzchen, die haben so lieb gespielt, sich so sauber gewaschen. Das gibt es nicht in der ganzen Welt, daß echte Katzen das fertigbringen. Vornehme Damen und Herren gingen vorbei, so vornehm sind die sonst nicht. Vielleicht waren sie, ebenso wie die Kätzchen, gar nicht da und nur bildlich erzeugt. (nach G.HUBER und G.GROSS, 1977) (= Subtyp 2)

(Forts. C.2.11)

(Forts. C.2.11)

G e z i e l t e   F r a g e n :

Erleben Sie manchmal für Momente oder längere Zeit Ihre
Umgebung verändert, unwirklich, fremd ? - Gab es manch-
mal Zustände einer gehobenen, glückhaften Stimmung, in
denen Ihnen Wahrnehmungswelt, Landschaft, Tiere und Per-
sonen anders als gewöhnlich, irgendwie großartig, ein-
drucksvoll und ergreifend erschienen ?

———

C.3:   Kognitive Handlungs- (Bewegungs-) Störungen

C.3.1: Motorische Interferenz. Automatosesyndrom

Motorische oder sprachliche Entäußerungen, die **ohne** oder **gegen den Willen** des Patienten auftreten und häufig und typischerweise in intendierte Bewegungs- oder Sprachabläufe einschießen.

Ohne Dazutun des Patienten kommt es zu - einmaligen oder sich wiederholenden - motorischen Akten, die normalerweise willkürlich ausgeführt werden (**Pseudospontanbewegungen**), z.B. in Form von **Blickkrämpfen, Bewegungsstereotypien** und des sog. **Automatosesyndroms.** Auch hier **fehlt** das **Kriterium des "Gemachten":** Die Patienten erleben die an ihnen ablaufenden Bewegungen nicht als von außen oder anderen gemacht.

*   **(s.a. Kommentar !)**

B e a c h t e :

Abgrenzung gegen C.1.1: Dort interferierende **Gedanken,** die ausgesprochen werden; hier (bei C.3.1) bei motorischer Interferenz hinsichtlich von Sprachabläufen mit konsekutiven sprachlichen Fehlreaktionen **"automatisches Sprechen"** (sog. Sprechanfälle).

Abgrenzung gegen C.3.5: Dort sind es extrapyramidal aussehende, ticartige und/oder grimassierende **Bewegungsstörungen.**

T y p i s c h e   S t a t e m e n t s :

Ich will da zum Zimmer hinausgehen, gehe aber dort hinaus. Ich bin einfach nicht sicher, wo meine Beine hingehen.

Wenn ich mit den Augen z.B. auf etwas blicke, was ca. 1 m über dem Erdboden ist, werde ich davon abgelenkt und die Augen gehen immer höher. Das kommt ganz unwillkürlich, dauert vielleicht 15 Minuten und ich kann es nicht abstellen. (= "Blickkrämpfe")

Manchmal muß ich 20 mal hintereinander ein und dasselbe sagen, ohne daß ich es möchte. (= "automatisches Sprechen")

Ich mußte bestimmte Bewegungen, z.B. Kopfschütteln, Hochziehen der Schultern, drehende Bewegungen der Arme oder Mundöffnen und -schließen, immer wieder ausführen, ohne daß ich es wollte. Die Bewegungen liefen ganz ohne mein Dazutun, wie von selbst ab. (= "Automatosesyndrom")

(Forts. C.3.1)

(Forts. C.3.1)

G e z i e l t e   F r a g e n :

Kommt es manchmal vor, daß Sie bestimmte Bewegungen ohne
und gegen Ihren Willen ausführen müssen ? - Oder daß Sie,
wenn Sie den Blick auf etwas richten oder irgendwohin
gehen wollen, ohne und gegen Ihren Willen in eine andere
Richtung gehen bzw. woanders hinblicken müssen ? - Oder
daß Sie, ohne daß Sie es wollen, gleichsam automatisch
bestimmte Sätze aussprechen müssen ?

———

C.3.2: Motorische Blockierung. Bannungszustände

Erschwerung des Vollzugs oder **vollständige Blockierung** von intendierten Bewegungen bzw. von Bewegungs- und Handlungsabläufen.

Die sog. **Bannungszustände** sind anfallsartig auftretende, schnell vorübergehende Zustände, in denen der Patient **bei vollem Bewußtsein unfähig ist, sich zu bewegen oder zu sprechen.** Die Bannungs- oder **Starrezustände** sind gleichsam das Gegenstück des Automatosesyndroms (s. C.3.1).

*   **(s.a. Kommentar !)**

B e a c h t e :

Abgrenzung gegen D.2: Dort handelt es sich in der Regel nur um ein (plötzlich auftretendes, doch nicht selten auch längere Zeit andauerndes) **Gefühl** der Schwäche und Kraftlosigkeit, das im allgemeinen **nur Arme** und **Beine** betrifft. Die Bannungszustände (C.3.2), in denen der Patient für kurze Zeit, gewöhnlich nur wenige Minuten und überwiegend nach dem Erwachen sich nicht bewegen und nicht sprechen kann, können als **intensitative Steigerung** der "Sensationen motorischer Schwäche" (D.2) aufgefaßt werden.

T y p i s c h e   S t a t e m e n t s :

Manchmal bin ich jetzt regelrecht blockiert, so daß ich nicht sprechen und mich nicht bewegen, auch die Augen nicht richtig einstellen kann. Der Zustand dauert gewöhnlich einige Minuten.

Morgens nach dem Aufwachen, als ich schon hellwach im Bett lag, fühlte ich mich plötzlich am ganzen Körper wie gelähmt. Erst nach einigen Minuten konnte ich mich unter großer Energieaufwendung aufrichten.

G e z i e l t e   F r a g e n :

Kommt es vor, daß Sie sich, zumal morgens vor dem Aufstehen, aber in völlig wachem Zustand, unvermittelt einige Minuten lang nicht bewegen oder sprechen können ?

C.3.3: Verlust automatisierter Fertigkeiten (Automatismenverlust)

Alltägliche, dem Patienten **vertraute Handlungsabläufe** und Tätigkeiten, die früher automatisch oder halbautomatisch abliefen, **können** jetzt **nicht mehr oder nur noch unter großer willensmäßiger Anstrengung** und mit viel größerem Zeitaufwand **ausgeführt werden.** So müssen Handlungen, wie Anziehen, Waschen, Rasieren, Haare kämmen usw., mit bewußter, maximaler Aufmerksamkeit vollzogen werden.

Auch **nur partiell automatisierte Verrichtungen** und Tätigkeiten, z.B. Küchenarbeiten, Handarbeiten oder Radfahren, sind beeinträchtigt. Die vor der Erkrankung von dem Patienten ohne weiteres verfügbaren ("abrufbaren"), durch viele Wiederholungen gefestigten Programme sind mehr oder weniger weitgehend verlorengegangen.

* **(s.a. Kommentar !)**

B e a c h t e :

Abgrenzung gegen C.1.13: Dort ist der gedankliche Gesamtentwurf, das übergreifende Konzept beim Denken gestört, wodurch auch bestimmte, nicht oder nicht so weitgehend automatisierte Tätigkeiten, z.B. Kochen, beeinträchtigt sein können.

T y p i s c h e   S t a t e m e n t s :

Früher konnte ich gut stricken, heute geht es nicht mehr so von der Hand. Ich mache viele Fehler und muß sehr aufpassen.

Die täglichen Kleinarbeiten gehen nicht mehr wie gewohnt. Ich muß mir jeden Schritt erst überlegen (FBF 3).

Mein Tagesablauf gerät oft durcheinander, weil ich meine Gewohnheiten vergessen habe (FBF 3).

G e z i e l t e   F r a g e n :

Können Sie heute alltägliche Tätigkeiten, die Sie früher mehr oder weniger automatisch erledigten, z.B. Handarbeiten, die täglichen Hausarbeiten oder berufliche Routinearbeiten, nicht mehr so gut und so rasch und nur noch unter großer Anstrengung erledigen ? - Ist es gar so, daß Sie Alltagshandlungen, wie Anziehen, Waschen, Rasieren, Haare kämmen usw., nicht mehr selbstverständlich und automatisch - wie früher - ausführen können ?

———

<u>**C.3.4:**</u> **Psychomotorische Verlangsamung, Störung der psycho- motorischen Organisation der Sprache**

Hier handelt es sich um eine von den Patienten selbst wahr- genommene und beschriebene **Verlangsamung**

(Subtyp 1:) **aller oder eines Teils der psychomotorischen Abläufe** bzw.

(Subtyp 2:) des **Sprechens.**

*   **(s.a. Kommentar !)**

<u>**B e a c h t e :**</u>

Abgrenzung gegen A.3.1: Dort muß ein Verlust an Spann- kraft und Energie erlebt und geschildert werden.

Abgrenzung gegen C.1.7: Dort handelt es sich um eine defiziente Aktualisierung treffender und passender Worte und Sätze.

Abgrenzung gegen C.1.12: Dort Verlangsamung und Erschwerung der Denkvorgänge.

<u>**T y p i s c h e   S t a t e m e n t s :**</u>

Meine Bewegungen sind heute langsamer als vor der Er- krankung. (= Subtyp 1)

Mit dem Sprechen klappt es oft nicht richtig, obwohl ich die Worte, die ich sagen möchte, im Kopf habe (FBF 3). (= Subtyp 2)

<u>**G e z i e l t e   F r a g e n :**</u>

Sind Ihre Bewegungen heute langsamer als früher ? - Brauchen Sie heute mehr Zeit als früher, um einen an sich klar vor Ihrem geistigen Auge stehenden Gedanken auszusprechen ? - Ist das Sprechen heute langsamer als vor der Erkrankung ?

C.3.5: **Selbst wahrgenommene Bewegungsstörungen im Sinne extra-
pyramidal aussehender und ticartiger Hyperkinesen**

Extrapyramidal aussehende sowie ticartige und auch
grimassierende Bewegungsstörungen, sofern sie von den
Patienten selbst wahrgenommen und mitgeteilt werden und
nicht bei C.3.1 (Automatosesyndrom) registriert werden
können.

Hier werden **auch bestimmte Pseudoexpressivbewegungen**
(im Sinne von KLEIST), z.B. ein ständiges Kneten oder
Reiben der Hände, zupfende oder nestelnde Fingerspiele-
reien, Nägelknipsen u.ä., rubriziert, **aber** - wie gesagt -
nur insoweit, als sie vom Patienten selbst als Störung
erlebt und geschildert werden.

*   **(s.a. Kommentar !)**

T y p i s c h e   S t a t e m e n t s :

Ich habe jetzt manchmal eine nicht unterdrückbare Be-
wegungsunruhe, die ich früher nicht kannte. Ich muß mir
dann ständig die Hände reiben und mir ständig mit den
Händen im Gesicht herumfahren.

Oft muß ich jetzt am Ohrläppchen herumzupfen oder ständig
mit den Händen über die Oberarme streichen.

G e z i e l t e   F r a g e n :

Haben Sie mitunter eine nicht unterdrückbare Bewegungs-
unruhe, so daß Sie sich z.B. ständig die Hände kneten
oder reiben, mit den Fingern spielen oder an den Nägeln
knipsen müssen ?

———

D   C O E N Ä S T H E S I E N

Allgemeine Anmerkungen

Es handelt sich um **Leibgefühlstörungen,** die überwiegend **plötzlich** und **paroxysmal** auftreten und Sekunden bis Minuten dauern. Sie können aber auch Stunden bis mehrere Tage, gelegentlich auch nach der Schilderung der Patienten kontinuierlich über Wochen, Monate und Jahre, persistieren und dabei zum Teil langsam **an-** und **abschwellend** verlaufen.

Mit der **besonderen Erlebnisqualität** der Anders- und Neuartigkeit der Schmerzen steht die **schwere Beschreibbarkeit** bei den Patienten in Zusammenhang.

Die **Schmerzsensationen fluktuieren** oft außerordentlich und innerhalb kurzer Zeiträume zwischen **geringer** und **starker Intensität.** Sie können sich **bis zur Unerträglichkeit steigern und zum Suizid führen,** obschon sie noch kurz zuvor (für den Untersucher) unbedeutend erscheinen.

Neben qualitativ eigenartigen **Leibgefühlstörungen der Stufe 2** (Coenästhesien i.e.S.) können Mißempfindungen beim gleichen Patienten zu anderen Zeiten **auch in völlig uncharakteristischer Gegebenheitsweise** (sog. Hypochondrismen) erlebt und geschildert werden (Stufe 1). In der Längsschnittbeobachtung kann man bei ein und demselben Patienten den **Übergang** von uncharakteristischen **Stufe-1-** zu mehr oder weniger charakteristischen **Stufe-2-Coenästhesien** (und schließlich zu leiblichen Beeinflussungserlebnissen mit dem Kriterium des Gemachten: **Stufe 3) und umgekehrt** verfolgen.

Rubrizierung hier bei "D" erfolgt **nur dann, wenn** die Leibgefühlstörung **als Stufe-2-Symptom erlebt** und mitgeteilt wird - **unabhängig davon, ob** sie früher oder später auch als Stufe-1- oder Stufe-3-Symptom vorkommt.

Sowohl die kurz wie die länger anhaltenden Coenästhesien **können ohne oder mit Anlaß (Auslöser) auftreten. Ist ein Anlaß erkennbar, erfolgt Rubrizierung** bei dem entsprechenden Item und zwar bei

    B.1.1 oder A.1.2: wenn Auslösung durch **körperliche und/oder psychische arbeitsmäßige Beanspruchung,**

    B.1.2: wenn Auslösung durch **neue Anforderungen,**

    B.1.3: wenn Auslösung durch **bestimmte, alltägliche Situationen,**

    B.1.4: wenn Auslösung durch **Arbeit unter Zeitdruck,**

    B.1.5: wenn Auslösung durch **Witterungseinflüsse,**

    B.1.6: wenn Auslösung durch **emotional affizierende Ereignisse.**

(Forts. D)

(Forts. D)

Gelegentlich verschwinden die Coenästhesien, wenn der
Patient sich hinlegt. Oder sie nehmen ab (oder zumindest
nicht zu), wenn der Patient den Kopf nicht bewegt (ähn-
lich bei Scheinbewegungen - s. C.2.3). Umgekehrt treten
die Coenästhesien mitunter auch nur in Ruhe auf, nicht
aber, wenn der Patient sich bewegt, z.B. beim Gehen.

Hat die **Beeinflussung** der Coenästhesien durch Ruhe bzw.
Bewegung bereits den **Charakter eines Bewältigungsver-
suches**, erfolgt auch hier **zusätzliche Rubrizierung
bei F** !

In der Regel wird man bei den Coenästhesien zunächst
allgemein gehaltene Fragen stellen wie: Verspüren Sie im
oder am Körper unangenehme oder eigenartige Mißempfindun-
gen, Schmerzen oder Schwindelerscheinungen, die anders
sind als die Ihnen aus der Zeit vor der Erkrankung be-
kannten Mißempfindungen und Schmerzen ?

Liegt das Syndrom "**dysästhetische Krise**" vor, **Rubri-
zierung bei D.14** !

Elementare **Angstparoxysmen o h n e Coenästhesien** und
zentral-vegetative Störungen werden **gesondert bei D.15
rubriziert** !

*   **(s.a. Kommentar: Allgemein zu D.1-D.13)**

<u>D.1:</u>　**Taubheits- und Steifigkeitsempfindungen**

Sensationen, die zum Teil bzw. zeitweilig **phänomenologisch von** organneurologisch bedingten **Parästhesien nicht unterscheidbar** sind (Stufe 1), **die aber** zu einem anderen Zeitpunkt schon deutlich die **Tönung eines qualitativ abnormen Erlebens** tragen (Stufe 2: Coenästhesien i.e.S.).

Die Mißempfindungen werden **als pelziges** oder **taubes Gefühl** (z.B. an den Extremitätenenden oder an anderen Körperabschnitten) und als mehr **umschriebene** oder von einer **Körperstelle zur anderen ziehende Steifigkeitsempfindungen** erlebt und geschildert.

<u>B e a c h t e :</u>

Abgrenzung gegen D.1.1: Dort handelt es sich um ausgesprochene **Entfremdungserlebnisse** am eigenen Körper.

<u>T y p i s c h e　S t a t e m e n t s :</u>

Ab und zu, wenn es mir schlecht geht, kommt es an der linken Wange zu einem Taubheitsgefühl. Das spannt so und zieht den Hals herunter. Der Kehlkopf wird taub, das hält eine Zeitlang an. Dann ein steifes Gefühl in den Fingern und Armen, dabei sind die Arme ganz schwer.

Oft habe ich so das Gefühl, steif zu werden, Hände und Füße, der ganze Körper ist so, als ob ich ihn nicht mehr bewegen könnte (D.2). Das Steifigkeitsgefühl kann ein paar Stunden oder auch den ganzen Tag anhalten.

Es ist ein taubes und pelziges Gefühl im ganzen Körper, wie abgestorben, die Haut nicht mehr so erregbar. Manchmal spüre ich auch ein taubes Gefühl nur an einer bestimmten Stelle am Rücken.

<u>G e z i e l t e　F r a g e n :</u>

Haben Sie gelegentlich ein pelziges, taubes oder steifes Gefühl in den Armen oder Beinen oder sonst am Körper ?

D.1.1: **Entfremdungserlebnisse am eigenen Körper -
somatopsychische Depersonalisation**

Der Körper oder einzelne Körperteile werden **als fremd
isoliert und voneinander** getrennt oder als überhaupt
nicht vorhanden erlebt.

B e a c h t e :

Abgrenzung gegen C.2.3 (Spiegelphänomen): Dort erlebt
der Patient eine mehr optische Veränderung am eigenen
Gesicht oder Körper im Sinne der Metamorphopsie (Dys-
morphopsie) und muß sich deswegen immer wieder im Spiegel
betrachten.

T y p i s c h e   S t a t e m e n t s :

Manchmal spüre ich meinen Kopf nicht. Das körperliche
Empfindungsgefühl ist weg, normalerweise empfindet man
doch seinen Körper.

Ich habe einfach kein Körpergefühl mehr, nicht mehr das
Gefühl, daß mein Körper noch mir gehört. Ich spüre wohl,
daß ich hier sitze, aber das Gefühl ist fremd.

Ich habe so ein Leeregefühl im Kopf, so ein Nichtempfin-
den. Das ist sehr quälend, ich kann es nicht näher be-
schreiben.

Früher habe ich oft das Herz regelrecht isoliert, vom
übrigen Körper getrennt gespürt. Dies hielt nur Minuten
an, dann war es wieder weg und das Herz mit dem anderen
Körper wieder in einem zusammen.

G e z i e l t e   F r a g e n :

Haben Sie manchmal das Gefühl, daß sich Teile Ihres
Körpers verändern oder nicht mehr vorhanden sind ? - Daß
Sie Ihren Körper oder Teile Ihres Körpers nicht mehr
oder irgendwie fremd und verändert empfinden ?

———

D.2:   **Sensationen motorischer Schwäche ("Lähmungssensationen")**

Plötzlich auftretendes **Gefühl der Schwäche** und **Kraftlosig-keit, ein-** oder **beidseitig in Armen** oder **Beinen.** Infolge dieser "Lähmungssensationen" kann es dazu kommen, daß die Patienten z.B. ein Bein nachziehen, ihnen ein Gegenstand aus der Hand fällt, sie ihr Handwerksgerät nicht mehr fest-halten können und die Arbeit unterbrechen müssen.

Neben kurzdauernden gibt es **auch langdauernde,** über Wochen anhaltende Lähmungssensationen.

B e a c h t e :

Abgrenzung gegen C.3.2: Dort **Bannungszustände,** in denen der Patient sich nicht bewegen und nicht sprechen kann (**hier** bei D.2 nur **Gefühl** der Schwäche und Kraftlosigkeit).

T y p i s c h e   S t a t e m e n t s :

Ich verspürte bei der Arbeit plötzlich ein Lähmungsgefühl im Arm, ein Gefühl, als ob der Arm abfalle, so daß ich die Zange nicht mehr festhalten konnte.

Unvermittelt spürte ich ein Gefühl der Schwäche im rechten Bein. Ich mußte das Bein nachziehen, hatte Angst, daß es gelähmt ist.

Plötzlich ein Gefühl der Kraftlosigkeit im ganzen Körper, Arme und Beine wie lahm. Nach 3 Tagen war es wieder ver-schwunden.

G e z i e l t e   F r a g e n :

Haben Sie mitunter ein Gefühl der Schwäche und Kraftlosig-keit in den Armen und/oder Beinen, das plötzlich auftritt und kürzere oder längere Zeit anhält ? - Kann es vor-kommen, daß Sie infolge solcher Empfindungen z.B. ein Bein nachziehen, Ihnen ein Gegenstand aus der Hand fällt oder Sie Ihr Handwerksgerät nicht festhalten können ?

———

D.3: Mehr umschriebene Schmerzsensationen

Mehr oder weniger **zirkumskripte, schmerzhafte,** in der Regel längere Zeit bestehende **Sensationen von bohrendem, reißendem** oder **stechendem Charakter.**

Sie treten **nicht selten zu bestimmten Tagesstunden,** bald mehr anfallsartig oder langsam an- und abschwellend, auf und sind - wie andere Coenästhesien - oft **mit einer affektiven Störung,** z.B. einem Wechsel zwischen adäquatem und inadäquatem, lebhaft-sthenischem und mattem Affekt, **verbunden.**

Die **Schmerzqualität** ist (wie auch sonst bei schmerzhaften Coenästhesien) **eine andere als die der üblichen,** dem Patienten von früher her bekannten **Schmerzen:** Die Schmerzen sind "ganz anders als gewöhnliche Schmerzen".

Eine **Tiefenlokalisation** - ob die Schmerzen außen oder innen in der Haut, in den Weichteilen oder im Knochen sitzen - ist für den Patienten **oft schwierig** oder unmöglich.

T y p i s c h e   S t a t e m e n t s :

Ich habe oft unerträgliche Schmerzen in der Brust. Nach einigen Stunden Arbeit oder wenn ich etwas esse, kommen die Schmerzen in der rechten Brustseite, im Lungenflügel bis in den Rücken hinein oder im Magen. Es ist so, als wenn einer mit einer Nadel richtig wühlt. Ich muß dann gegen die Brust trommeln, dann gehen die Schmerzen weg. (= BV - Rubrizierung bei F !)

Ganz plötzlich, unvermittelt oder auch durch Aufregung, spüre ich furchtbare Schmerzen, ein krampfartiges Zusammenziehen in der Brust (D.9), bis zu 10 Minuten und oft so stark, daß ich mich krümmen muß.

In den Muskeln so ein brennendes Gefühl wie eine Brennessel (D.6), im Leib, im Magen und in der Leber ein Druck (D.7), meist nur innen, manchmal aber auch außen. Das dauert Sekunden, gelegentlich auch Minuten, dann geht es weg, wie es kam.

Schmerzen in der Leiste, tief unten im Gesäß und in den Wirbeln, so als ob die verrutschten. Das hält ungefähr 1 Stunde an.

Seit Monaten spüre ich einen bohrenden und reißenden, krampfartigen Schmerz im linken Oberbauch, der in die Schulter und Herzgegend ausstrahlt, an- und abschwillt und morgens am stärksten ist. Es ist wie eine Faust, die etwas in meinem Leib unter den Rippen festkrallt, immer an der gleichen Stelle. Zeitweise auch mehr ein Gefühl wie Brennen (D.6) oder Angeschwollensein (D.9).

(Forts. D.3)

(Forts. D.3)

G e z i e l t e   F r a g e n :

Haben Sie gelegentlich oder häufiger eigenartige Schmer-
zen, die sich auf eine bestimmte Stelle im oder am Körper
beschränken oder darauf konzentrieren ? - Ist diese Art
der Schmerzen oder Mißempfindungen eine andere als die
der Schmerzen, die Sie von früher her kennen ? - Sind
die Beschwerden nur kurze oder längere Zeit vorhanden,
kommen sie plötzlich oder schwellen sie langsam an und ab ?

———

D.4: **Wandersensationen**

Unbestimmt fluktuierende, ziehende, kreisende, steigende Mißempfindungen von zum Teil **schmerzhaftem Charakter.**

Auch diese durch den ganzen Körper ziehenden (oder auch auf bestimmte Körperabschnitte beschränkte) **pseudorheumatischen Sensationen** können sich **zur qualvollen Unerträglichkeit steigern.**

Außerhalb der anfallsartigen Exazerbationen sind die **Sensationen** oft nicht eigentlich schmerzhaft, sondern **mehr unangenehm-eigenartig** und **beunruhigend.**

B e a c h t e :

Abgrenzung gegen D.7: Dort **mehr statischer** (und nicht wandernder) **Charakter** der Sensationen.

T y p i s c h e   S t a t e m e n t s :

Das zieht von der Schulter durch den ganzen Körper, vom Nacken herunter in die Hüften. Es zieht auch von der Leistengegend in den Hoden. Einmal nur auf einer, dann auf beiden Seiten. Dann wieder in den Oberschenkeln so ein Druck, mehr auf der Haut, oder auch in den Waden (D.7). Der Druck im Körper geht nach unten weg, wenn ich gymnastische Übungen mache (BV !).

Ein Druckgefühl im Kopf, Ohr, Augen, Blase, im ganzen Körper, das wandert immer.

So ein Rumoren in der rechten Seite, das zuckt und dreht sich im Gesicht, im ganzen Körper. Es geht von der rechten Schläfe in die Wange, ein Spannen, ein Ziehen und Kreisen.

Ganz andere, neue Empfindungen, so ein Kreisen, Steigen und Mahlen im Körper, das wandert nach oben und unten bis in die Geschlechtsorgane. Es zieht vom Rücken in den rechten Fuß und vom Nacken in den Kopf. Es kreist nachts in meinem Leib. Keine starken Schmerzen, aber trotzdem sehr unangenehm, ein Gefühl wie ein Erschöpfungszustand.

G e z i e l t e   F r a g e n :

Haben Sie manchmal Mißempfindungen oder Schmerzen, die durch einen Körperteil oder von einer Körperregion zur anderen oder durch den ganzen Körper ziehen, die gleichsam im Körper kreisen und herumwandern ?

D.5:   Elektrisierungssensationen

Eigenartige Leibsensationen, die die Patienten **als elektrisierend, "wie Strom" charakterisieren**, ohne sie auf Außeneinfluß zurückzuführen.

Beim gleichen Patienten kann es im Verlauf zu Coenästhesien der Stufe 2 i.S. von Elektrisierungssensationen **und** zu leiblichen Beeinflussungserlebnissen (mit dem Kriterium des Gemachten - Stufe 3) kommen. So berichtet der Patient, von dem das letzte Statement (s.u.) stammt, später: Agenten würden ihn nachts mit elektrischem Strom bearbeiten, um ihn umzubringen.

T y p i s c h e   S t a t e m e n t s :

Plötzlich hatte ich nachts einen furchtbaren, kaum auszuhaltenden Schmerz im rechten Bein, wie ein elektrischer Schlag.

Ich spüre richtige Stöße im Oberschenkel. Das geht bis in die Füße hinein, so ein Kribbelgefühl, das in Hitze übergeht (s.a. D.6). Auch elektrische Schläge von der Brust in den linken Arm hinein. Nachts werde ich darüber wach.

Ich verspürte ein sonderbares Gefühl, das von den Füßen durch den Körper zum Kopf zog, wie elektrischer Strom, so ein Schwingen, ganz angenehm.

Mehrmals am Tag läuft es wie ein leichter elektrischer Strom durch den ganzen Körper, wie ein Kribbeln. Ich weiß natürlich, daß es kein elektrischer Strom ist.

Es war wie ein elektrisches Gefühl in den Beinen, in den Armen und im Rücken, so als ob man eine elektrische Leitung anfaßt.

G e z i e l t e   F r a g e n :

Spüren Sie manchmal ein Ziehen, Fließen oder Schwingen, Zucken oder Kribbeln im Körper wie elektrischer Strom ?

———

D.6: **Thermische Sensationen (Hitze- und Kälteempfindungen)**

Es handelt sich um **Hitze- (Brennen)** oder **Kältesensationen,** Mißempfindungen, die **mehr als diffuse, wellenartig sich ausbreitende, aufsteigende** oder als **mehr umschriebene Sensationen** geschildert werden und die **enge Beziehungen** zu den Elektrisierungssensationen (D.5), zum Teil auch zu den umschriebenen Schmerzsensationen (D.3) und den Oberflächensensationen (D.7) zeigen.

T y p i s c h e   S t a t e m e n t s :

Ich habe innen im Körper so ein heißes Gefühl, sehr schmerzhaft und unangenehm; es kann mehrere Stunden dauern und kommt in Abständen.

Ich spüre an der linken Stirnseite auf der Haut, aber auch tiefer im Knochen in einem handtellergroßen Bezirk eine übermäßige, nicht angenehme Wärme, so als ob ich mit Hitze angestrahlt würde, eine Empfindung, die mehrere Stunden anhält und dann langsam abklingt. In einem ovalen Bezirk am Handgelenk zu bestimmten Tageszeiten dasselbe Hitzegefühl.

Plötzlich geht eine Wärme durch meinen Körper, so Strömungen, die mal mehr, mal weniger als 1 Minute anhalten.

Ein Kältegefühl im Leib, das steigt im Rücken herunter und geht wie eine Welle durch den Körper und dauert ein paar Minuten. Es geht eiskalt über den Rücken, dann steigt es auf einmal heiß in den Kopf, dabei so ein Eitergeschmack, nur für Sekunden (C.2.6).

G e z i e l t e   F r a g e n :

Haben Sie manchmal eigenartige Hitze- oder Kälteempfindungen an bestimmten Stellen oder im ganzen Körper ?

———

<u>D.7:</u> **Bewegungs-, Zug- und Druckempfindungen im Körperinneren oder an der Körperoberfläche**

Bei den **Bewegungssensationen im Körperinneren** empfinden die Patienten ein Zucken, Hüpfen, Vibrieren, Klopfen, Zittern oder Wackeln, ein Hin- und Her- oder Auf- und Abgehen; ein Laufen, Kribbeln, Krabbeln, "Brotzeln", Wallen, Kurbeln, Wühlen, Wimmeln und Rutschen.

Die Sensationen werden **mehr allgemein in das Innere des Körpers** oder in **bestimmte Körperabschnitte** oder **innere Organe** oder **an innere** (reale oder imaginäre) **Körperoberflächen** (Laufsensationen an inneren Körperoberflächen) **lokalisiert.**

Die - mehr umschriebenen - **Zug- und Drucksensationen** werden **im Körperinneren** und besonders im Bereich **innerer Organe** oder **an der Körperoberfläche** erlebt und lokalisiert.

Bei den **Oberflächensensationen** (die nicht Druck- und Zugsensationen sind) handelt es sich um (nicht schmerzhafte) und (nicht thermische) **Miß- und Fehlempfindungen,** die **auf, in** oder **unter der Haut als** Kribbeln, Krabbeln, Zucken und Laufen oder als **Berührungs-, Streich-** und **Stichsensationen** erlebt und lokalisiert werden.

Gleichfalls hier zu rubrizieren sind **Reifen-, Band-** und **Ringsensationen,** besonders im **Bereich des Kopfes.** Es sind Miß- und Fehlempfindungen, die **sehr enge Beziehungen** zu den Erlebnissen des Sich-Zusammenziehens und der Einschnürung haben und in solche "Strangulationssensationen" (D.9) übergehen können.

*   **(s.a. Kommentar !)**

<u>**T y p i s c h e   S t a t e m e n t s :**</u>

<u>(Bewegungssensationen im Körperinneren:)</u>
Ich spüre ein Wühlen im Magen, ein dauerndes Wimmeln im Geschlechtsteil, ein Zucken im ganzen Körper, als ob jemand im Darm herumrubbelt.

Ein Kribbeln und Zittern im Kopf, ein inneres Vibrieren. und Zucken im ganzen Körper, ein Gefühl, als ob ein Gewicht im Körper rutscht.

Ich spüre ein Hin- und Hergehen, ein Wackeln innendrin. In den Waden ein Zittern, wie wenn Frösche drin wären.

In der Brust ein Gefühl, wie ein senkrechter Stab, der auf- und abgeht.

(Forts. D.7)

(Forts. D.7)

(Laufsensationen an inneren Körperoberflächen:)
Es ist, als ob innen, hinter dem Brustbein bis in die Zunge
etwas in die Höhe krabbelt, es wallt und brodelt im Fleisch
und innendrin in den Armen.

(Druck- und Zugsensationen im Körperinneren und an der
Körperoberfläche:)

Es ist ein Gefühl, wie wenn es das Herz oder die ganze
Stirne zusammendrückt, ein furchtbarer Druck auf die Milz,
auf die Leber, die Lunge. Das dauert nie länger als 8 Mi-
nuten.

Ich spüre so einen Druckschmerz, wie wenn jemand auf eine
fünfmarkstückgroße Stelle drückt. Das dauert jeweils
1/2 Stunde.

Ich verspürte plötzlich morgens zwischen den Schulter-
blättern ein drückendes Brennen (D.6). Das hielt 2 Jahre
lang an, bald stärker, bald schwächer, bei Ablenkung ge-
ringer. Es verschwand eines Morgens ebenso plötzlich, wie
es kam.

Manchmal habe ich das Gefühl, nach unten gezogen zu
werden.

(Sensationen im Bereich der äußeren Körperoberflächen,
nicht drückende und nicht ziehende Oberflächensensationen:)

Ein Spannungsgefühl an den Schläfen, ein eigenartiges
Kribbeln an den Beinen und an den Augenbrauen, seltsam
juckende Empfindungen an der Nasenwurzel und in der Kopf-
haut. Wegen des Kribbelns und Juckens muß ich ständig
reiben.

Ich habe ein Gefühl in der Kopfhaut, wie wenn die Haut hin-
und hergeschüttelt würde.

Es ist, wie wenn hinten vom Rücken zum Gesäß Blut herunter-
läuft und dabei erstarrt.

Ich spüre ein Kribbeln und Jucken in der Haut, wie wenn
ein kleines Tier darüber krabbelt.

(Berührungs-, Streich- und Stichsensationen:)
Plötzlich hatte ich das Gefühl, als ob mich jemand in der
Kreuzgegend berührt und nach hinten zieht.

An einer bestimmte Stelle spürte ich einen Stich wie mit
einer Nadelspitze.

(Forts. D.7)

(Forts. D.7)

(Reifen-, Band- und Ringsensationen:)

Es ist eine Empfindung wie ein Reifen um den Kopf herum.
Gelegentlich zieht sich der Reifen zusammen wie ein Strang
(D.9).

Manchmal spüre ich so einen Ring um den Brustkorb, es
kommt plötzlich und dauert einige Stunden.

G e z i e l t e   F r a g e n :

Haben Sie manchmal im Inneren des Körpers Empfindungen,
als ob sich dort etwas bewegt ? - Spüren Sie dann z.B.
ein Zucken, Hüpfen, Vibrieren, Klopfen oder Zittern, so
als ob etwas hin- und hergeht ? - Oder spüren Sie im Innern
oder an der Körperoberfläche an bestimmten Stellen einen
Druck oder ein Ziehen ? - Haben Sie bisweilen auf, in
oder unter der Haut Mißempfindungen wie Kribbeln, Jucken,
Laufen ? - Oder ein Gefühl, als ob Sie jemand berührt oder
über die Haut streicht ? - Haben Sie Empfindungen wie
ein Reifen, Band oder Ring um den Körper, um den Kopf
oder Brustkorb ?

———

D.8: **Sensationen abnormer Schwere, Leichtigkeit und Leere,
Fall- und Sink-, Levitations- und Elevationsphänomene**

Bei den **Gefühlen abnormer Schwere** oder **Leichtigkeit** sind
einzelne Körperteile, eine **Körperhälfte** oder der **ganze
Körper** betroffen.

Levitationsphänomene sind Erlebnisse abnormer subjektiver
Leichtigkeit. Erlebnisse der **Elevation** sind ausgesprochene
Schwebe- und Flugsensationen.

Das Gefühl der **Levitation** ist häufig mit dem der Leere ver-
bunden, wobei solche **Leichtigkeits-Leere-Gefühle** mit sol-
chen der **Elevation** (Aufsteigen, in die Höhe-gehoben-Werden,
Schweben) oder auch - paradoxerweise - mit solchen des
Fallens, Sinkens und Absteigens (**Fall-** und **Sinksensationen**)
einhergehen können.

*   **(s.a. Kommentar !)**

T y p i s c h e   S t a t e m e n t s :

Ich habe zeitweise so ein schweres Gefühl in der Stirne
und in beiden Armen, auch im Brustkorb und im Leib so
ein Schweregefühl.

Manchmal werden die Glieder schwer, als ob Beine und Arme
nicht mehr mir gehören, sondern neben dem Körper schweben.
Manchmal auch, als ob die Arme schwer wie Blei wären und
doppelt so dick (D.9).

Der Kopf war so leicht und leer. Eine Leere und ein Druck
im Kopf mit der Richtung nach unten. Ich war dauernd damit
beschäftigt, mich gegen dieses Absteigen und die Leere zu
wehren.

Auf dem Dachboden hatte ich das Gefühl, als wenn ich plötz-
lich durch das ganze Haus durchfalle und bis in den Keller
nach unten sinke.

Ich hatte ein Gefühl, wie wenn der Oberkörper vom Unter-
körper weg und in die Höhe schweben wollte.

Wenn ich mich tagsüber auf das Bett lege, habe ich das
Gefühl, als ob ich in der Luft herumfliege. Ich schwebe
dann in der Luft hin und her, wie auf einem fliegenden
Teppich, alles bei offenen Augen und hellwach. Das hält
etwa 1 Stunde an.

Das Bett geht unter dem Körper fort und man hängt dann
frei in der Luft. Zuerst nur beim Einschlafen, dann aber
auch, als ich ganz wach war.

G e z i e l t e   F r a g e n :

Haben Sie manchmal ein plötzlich auftretendes Gefühl der
Schwere oder der Leichtigkeit und Leere ? - Oder ein Ge-
fühl, als ob Sie fallen oder sinken oder in die Höhe ge-
hoben und schweben würden ?

———

D.9: **Sensationen der Verkleinerung, Schrumpfung und Ein-
schnürung, der Vergrößerung und Ausdehnung**

Es handelt sich um gewöhnlich anfallsartig auftretende
Erlebnisse der **Verkleinerung** und **Schrumpfung**, des **Dünner-,
Kürzer-, Schmaler-Werdens** einzelner Körperteile oder des
ganzen Körpers, des **Sich-Zusammenziehens** und der **Ein-
schnürung** ("Strangulationssensationen" - Luftnot- und Er-
stickungsgefühl !), des **Zusammengedrückt-** oder **Zusammen-
gepreßt-Werdens**; andererseits um Erlebnisse der **Vergröße-
rung** und **Ausdehnung**, des **Dicker-, Länger-, Breiter-Werdens**
einzelner Körperteile, einer Körperhälfte oder des ganzen
Körpers.

Hier **auch Rubrizierung anderer Körperschemastörungen** und
erlebter Leibentstellungen, sofern nicht anderenorts (z.B.
D.1.1) angeführt !

Die anfallsartig auftretenden Sensationen des **Sich-Zusammen-
ziehens** und **Sich-Einschnürens** gehen häufig mit einem
äußerst **beängstigenden** Luftnot- und **Erstickungsgefühl**
einher.

*   **(s.a. Kommentar !)**

B e a c h t e :

Abgrenzung gegen D.14: Dort "dysästhetische Krisen".

Abgrenzung gegen E.1.8: Dort "paroxysmale Tachypnoe"
(ohne Sensationen der Einschnürung und Strangulation).

T y p i s c h e   S t a t e m e n t s :

Wenn ich mich schlechter fühle, spüre ich den Körper nur
begrenzt. Der Boden ist dann viel näher als sonst, so
als ob ich kleiner geworden wäre.

Manchmal ein Gefühl für etwa 1/2 Stunde, als ob sich Ge-
sicht und Hinterkopf wie eine Ziehharmonika zusammen-
ziehen.

Der Hals ist ganz zu, so ein Engegefühl, es zieht sich
alles zusammen, nichts geht mehr hinunter.

Nachts kommt es zu Anfällen, als ob sich die Brust und der
Hals zusammenziehen und einschnüren (= Strangulations-
sensationen!). Ich bekomme dann keine Luft mehr.

Ich habe das Gefühl, als ob die Hoden allmählich ganz
dick würden. Es ist ein regelmäßiges Schließen und Sich-
wieder-Öffnen, wie ein zusammengedrückter Ball, der sich
langsam wieder ausdehnt.

(Forts. D.9)

(Forts. D.9)

Ein unangenehmes Gefühl, als ob der Hals ganz dünn und
dann wieder dick oder die Ohren breit und lang würden.

Das Gesicht wurde in bestimmten Zeitabständen schmaler
und wieder breiter.

Ein Gefühl der Schwellung zwischen den Augenbrauen, als
ob ein trockenes Stück Holz durch Wasser quillt.

Ich habe das Gefühl, der Körper wird immer länger und
dicker. Manchmal habe ich das Gefühl, grenzenlos zu sein.

Es ist, als ob die Brust platze, die Hände ganz heiß und
dick würden, der Körper aufgeblasen wird wie ein Gummi-
ballon.

Manchmal ein Gefühl, als ob die linke Seite geschwollen
wäre oder die eine Kopfhälfte höher steht als die andere.
Ich muß mich deswegen häufig an den Kopf fassen.

Ein Gefühl, als ob das rechte Bein kürzer wäre als das
linke. Ich habe deswegen eine Einlage in den Schuh ge-
legt (BV !). Auch ein Gefühl, als ob die beiden Körper-
hälften gegeneinander verschoben wären. Zeitweise ein
unangenehmes Gefühl, als ob sich in der einen Körperhälfte
etwas auffüllen würde und da etwas eingeklemmt wäre.

G e z i e l t e   F r a g e n :

Haben Sie ein Gefühl, als ob einzelne Körperteile oder
der ganze Körper sich verkleinern oder schrumpfen würden ? -
Oder Empfindungen des Sich-Zusammenziehens und der Ein-
schnürung einzelner Körperteile ? - Oder hatten Sie um-
gekehrt Erlebnisse, wie wenn Körperteile oder der ganze
Körper sich vergrößern und ausdehnen, dicker, länger oder
breiter würden ?

———

D.10: Kinästhetische Sensationen

Scheinbewegungserlebnisse im Bereich des eigenen Körpers, z.B. der Gliedmaßen.

B e a c h t e :

Abgrenzung gegen C.2.3: Dort Scheinbewegungserlebnis im Bereich der Umwelt - Erlebnis, daß sich (tatsächlich sich nicht bewegende) **Wahrnehmungsobjekte** bewegen.

Abgrenzung gegen C.3.1: Dort kommt es ohne und gegen den Willen des Patienten tatsächlich zu Bewegungsabläufen (**Automatosesyndrom**).

T y p i s c h e   S t a t e m e n t s :

Wenn ich liege, habe ich das Gefühl, als ob ich schaukele, wenn ich stehe, das Gefühl, zur Seite gezogen zu werden.

Vor allem nachts habe ich die Empfindung, als ob das Bein herausgedreht würde, als ob jemand die Unterschenkel herumdrehe. In Wirklichkeit wird das Bein überhaupt nicht bewegt. Ich fühle das nur jede Nacht.

Ich hatte einige Minuten lang das Gefühl, als ob die große Zehe sich nach oben und unten bewege.

Es ist ein unangenehmes Gefühl, als ob mein Unterkiefer sich abwechselnd nach links und rechts bewegt oder als ob der ganze Kopf sich hin- und herdreht. Tatsächlich aber bewegt sich nichts, es ist nur so ein Gefühl.

G e z i e l t e   F r a g e n :

Haben Sie manchmal das Gefühl, daß der eigene Körper oder Körperteile, z.B. der Kopf oder ein Bein oder eine Zehe, sich bewegen, obschon in Wirklichkeit keine Bewegung abläuft ?

———

D.11: **Sog. vestibuläre Sensationen. Qualitativ eigenartige
Raumsinn- und Gleichgewichtsstörungen**

Hier werden Raumsinn- und Gleichgewichtsstörungen mit
einer besonderen, qualitativ - im intraindividuellen
Vergleich mit der Zeit vor der Erkrankung - **eigen- und
neuartigen Gegebenheitsweise** registriert, z.B.: **Anfälle
von Drehschwindel, ein Gefühl der Gangunsicherheit, ein
Gefühl, wie auf Wellen, auf Kork zu gehen; Gefühl, als
ob der Boden nicht eben wäre, der Boden sich hebe, senke
oder krümme; als ob Wände oder die Decke** auf den Patient
zukommen.

*   **(s.a. Kommentar !)**

B e a c h t e :

Pathologische **neurologische** und **otologische Befunde**
ebenso wie **pharmakogene Effekte** sind **auzuschließen !**

T y p i s c h e   S t a t e m e n t s :

Ich hatte bis zu 5 mal täglich Anfälle von Drehschwindel.
Danach lange Zeit ein Gefühl der Gangunsicherheit, wie
betrunken, so daß ich mich festhalten mußte. Zugleich
wurde mir übel (E.1.3) und die Geräusche der Umgebung wur-
den immer schwächer, wie beim Einschlafen (C.2.5). Als
ich erneut erkrankte am Anfang ein Gefühl, als ob der
Boden unter mir weggehe, wie wenn ich auf Kork liefe.

Ein Gefühl, als ob die Straße nicht eben wäre, ich über
Wellen liefe und nach vorne und hinten schwanke. Diese
Zustände hielten jeweils 1/4 bis 1/2 Stunde an.

Im Bett liegend hatte ich das Gefühl, daß das Bett hin-
und herschwankt. Einmal war es, als ob das Bett vertikal
gestellt würde und ich mit dem Bett senkrecht im Raum
stünde.

Mir schien es, als ob die Decke herunterkomme und der
Fußboden wegrutsche.

G e z i e l t e   F r a g e n :

Haben Sie seit der Erkrankung eigenartige Schwindeler-
scheinungen und Gleichgewichtsstörungen, die Sie früher
nicht kannten ? - Z.B. ein Gefühl der Gangunsicherheit
oder ein Gefühl, als ob der Boden unter Ihnen weggehe
oder nicht eben wäre, als ob Sie auf Kork oder über
Wellen liefen ? - Oder, als ob Wände oder Decken auf
Sie zukämen ?

D.12: **Sensorisch und sensibel ausgelöste Dysästhesien**

Sensorisch ausgelöste Dysästhesien: **Mißempfindungen, die durch akustische Reize,** z.B. Geräusche, **provoziert** werden.

Sensibel ausgelöste Dysästhesien: **Berührungsreize** werden **als unangenehm** oder **schmerzhaft** empfunden. Man kann hier von **Hyperpathien** sprechen, die schon ein neurologisches Symptom darstellen.

Bei den **sensibel** ausgelösten Dysästhesien kann der Patient außer auf **taktile auch auf thermische** und **Schmerzreize** anders als früher und normalerweise, d.h. eben im Sinne einer Hyperpathie reagieren.

B e a c h t e :

Abrenzung gegen B.1.6: Dort **affektiv** ausgelöste Dysästhesien.

Abgrenzung gegen C.2.4: Dort rufen die **akustischen Reize keine** ausgesprochenen **Leibgefühlstörungen** (Mißempfindungen) hervor.

T y p i s c h e   S t a t e m e n t s :

Bei verschiedenen Geräuschen, z.B. eines vorbeifahrenden Autos oder wenn die Kinder lärmen oder ein Besen umfällt, spüre ich ein sehr unangenehmes Hindurchfahren durch den ganzen Körper von unten bis in den Kopf, ein Durchzucken und Reißen an Händen und Füßen oder auch ein Wehegefühl am Hinterkopf oder ein Brennen in den Händen.

Während der Erkrankung (akute psychotische Phase!) war die Haut des ganzen Körpers bei Berührungen überempfindlich, nicht direkt schmerzhaft, aber sehr unangenehm. Nach der Behandlung verschwand diese Hautüberempfindlichkeit vollständig.

Schon die Berührung der Haare ist schmerzhaft. Es kommt dann zu einem Krabbeln im Kopf unter der Haut. Auch wenn jemand laut spricht, tritt ein Wühlen und Rumoren im Leib auf. (= Kombination von sensibel und sensorisch ausgelösten Dysästhesien)

G e z i e l t e   F r a g e n :

Kommt es vor, daß verschiedenartige Geräusche unangenehme Mißempfindungen hervorrufen ? - Empfinden Sie in bestimmten Stadien der Erkrankung Berührungen als unangenehm, irgendwie schmerzhaft ?

<u>**D.13:**</u> **Nicht rubrizierbare Coenästhesien**

Hier werden **Coenästhesien** rubriziert, die **nicht bei den Typen D.1 bis D.12 rubriziert** werden können, aber doch nach der Beschwerdeschilderung **eindeutig als qualitativ eigenartige Coenästhesien der Stufe 2** imponieren.

*   **(s.a. Kommentar !)**

D.14: **Dysästhetische Krisen**

Paroxysmale, Sekunden bis Minuten dauernde Zustände, die
**durch Coenästhesien, zentral-vegetative Störungen (s. E.1)
und elementare Angst, sterben zu müssen,** gekennzeichnet
sind.

Zur Annahme von dysästhetischen Krisen muß das **Kriterium
"Coenästhesien"** (Dysästhesien) erfüllt sein (**obligat!**);
außer Coenästhesien muß **zumindest ein** weiteres Symptom
der Trias: Coenästhesien, zentral-vegetative Störungen,
Sterbeangst, vorliegen.

Ein (häufiger) Typ dysästhetischer Krisen sind **coen-
ästhetische Herzparoxysmen,** bei denen die Coenästhesien
die Herzregion betreffen und mit paroxysmaler Tachykardie
oder Bradykardie (oder Tachykardie im Wechsel mit Brady-
kardie) als zentral-vegetative Störung und der Angst,
durch Herzversagen sterben zu müssen, verbunden sind.

Neben Tachykardie und Bradykardie ("Herzrasen", "Herz-
aussetzen" und "Herzstillstand") werden in den dysästheti-
schen Krisen **auch andere zentral-vegetative Störungen**
geschildert: nämlich Schweißausbrüche, Hautrötung ("flush"),
livide Verfärbung der Hände oder des Gesichts, Schwindel,
Brechreiz und Erbrechen.

Ein weiterer Typ sind **respiratorische dysästhetische Kri-
sen:** anfallsartig auftretende Coenästhesien des Sich-
Zusammenziehens und Sich-Einschnürens mit Luftnot- und
Erstickungsgefühl und elementarer Angst, keine Luft mehr
zu bekommen und ersticken zu müssen (s. D.9: Strangula-
tionssensationen). **Auch diese Zustände** werden **hier** bei
D.14 **rubriziert, obwohl zentral-vegetative Störungen
fehlen.**

Abgesehen von den durch Strangulationssensationen (D.9)
gekennzeichneten respiratorischen Krisen sprechen wir
**auch dann von dysästhetischen Krisen, wenn andere Typen
von Coenästhesien mit der elementaren Angst, sterben zu
müssen, auftreten.** Die Coenästhesien brauchen dabei **nicht
die Herzregion** zu betreffen, Tachykardie oder Bradykardie
und andere vegetative Störungen können, wie gesagt,
fehlen.

*   (s.a. **Kommentar** !)

T y p i s c h e   S t a t e m e n t s :

Nachts um 2 Uhr erwachte ich mit einem furchtbaren Herz-
rasen, Schweißausbruch und einem engen und brennenden
Gefühl über dem Herzen. Das hielt 1/4 bis 1/2 Stunde an.
Ich habe dann panische Angst, daß das Herz versagt. (= Coen-
ästhetische Herzparoxysmen)

(Forts. D.14)

(Forts. D.14)

Nachts kam es zu Anfällen von Herzrasen zusammen mit einem
Hitzegefühl in der Herzgegend. Auf dem Herzen brannte es
wie der Teufel. Ich hatte Angst, sterben zu müssen. (= Coen-
ästhetische Herzparoxysmen)

Ich hatte 4 Stunden dauernde Anfälle. Ich mußte sehr rasch
atmen (E.1.8) und hatte das Gefühl, keine Luft mehr zu
bekommen, ersticken zu müssen, eine unheimliche Angst.
(= Respiratorische dysästhetische Krisen)

Ich hatte anfallsartige Zustände, die sich mehrmals wie-
derholten. Ein schmerzhaftes Zusammenziehen des Körpers,
ein Zuziehen wie ein Strang, eine unheimliche Angst, keine
Luft mehr zu bekommen. (= Respiratorische dysästhetische
Krisen)

Immer wieder kommt es zu einem Herzstolpern, dabei lang
anhaltendes Kribbeln in den Händen und Angstgefühl, oft
eine regelrechte Vernichtungs- und Todesangst. Dabei
unerträgliche Schmerzen im Brustkorb und Kopf oder an
anderen Körperstellen. (= Coenästhetische Herzparoxysmen)

Aus heiterem Himmel heraus hatte ich plötzlich das Ge-
fühl,innerlich zu verbrennen, am ganzen Körper, besonders
aber im Kopf. Diese Zustände, die mit einer intensiven
Rötung der Haut verbunden waren, traten mehrfach auf und
verschwanden nach Stunden wieder von selbst. (= Dys-
ästhetische Krise mit Coenästhesien und zentral-vegetati-
ver Störung)

G e z i e l t e   F r a g e n :

Haben Sie gelegentlich, besonders nachts, Sekunden bis
Minuten dauernde Zustände von Mißempfindungen, z.B. in
der Herzgegend, Herzrasen oder sehr langsamen Herzschlag
und Angst, sterben zu müssen ?

———

D.15: Paroxysmale (nicht ausgelöste, endogene) Angstzustände ohne Coenästhesien

Anfallsartige, elementare, nicht psychisch-reaktiv oder
durch andere Anlaßsituationen ausgelöste (also **endogene
und nicht situagene**) **Angstzustände, die** - im Unterschied
zu den dysästhetischen Krisen (D.14) - **n i c h t   mit Coen-
ästhesien und auch n i c h t   mit zentral-vegetativen
Störungen**, z.B. paroxysmale Tachykardie oder Bradykardie
(E.1.1), **einhergehen.**

Es handelt sich um einen elementaren, **wie automatisch an-
mutenden, intensiven Angstparoxysmus** bei Patienten, die
in der Regel zu einem anderen Zeitpunkt qualitativ gleich-
artige Angstaffekte zusammen mit Coenästhesien zeigen.

Die elementare, inhalts- und gegenstandslose Angst ist
oft eine **Angst, sterben zu müssen**, eine "unheimliche Angst,
daß es zu Ende geht".

*   **(s.a. Kommentar !)**

T y p i s c h e   S t a t e m e n t s :

Immer wieder spüre ich eigenartige Kribbelsensationen,
bald hier, bald dort im Körper, und habe dabei Angst,
sterben zu müssen. Doch kam es auch ohne diese Mißempfin-
dungen, ohne Herzrasen oder andere Beschwerden plötzlich
und ohne jeden Anlaß zu einer unheimlichen Angst, als
ob es zu Ende gehe. Die Angst hält Minuten oder auch
Stunden an und verschwindet ebenso rasch wie sie kam.

G e z i e l t e   F r a g e n :

Kommt es vor, daß Sie gelegentlich ohne Anlaß Anfälle
sehr intensiver Angst haben, die Sekunden, Minuten oder
länger dauern ?

E ZENTRAL-VEGETATIVE STÖRUNGEN INCL. SCHLAFSTÖRUNGEN UND INTOLERANZ GEGEN BESTIMMTE SUBSTANZEN

E.1 Zentral-vegetative Störungen

Allgemeine Anmerkungen

Jedes der hier rubrizierten vegetativen Einzelphänomene ist für sich allein genommen **uncharakteristisch** und **vieldeutig.** Deswegen ist es hier besonders von Bedeutung, daß die Symptome **zusammen** mit anderen Basissymptomen, in inniger Verbindung zumal mit Coenästhesien und kognitiven Denk- und Wahrnehmungsstörungen, und daß sie im intraindividuellen Vergleich **erst seit Beginn der** (schizophrenen) **Erkrankung in dieser Gegebenheitsweise** auftreten. Dies gilt auch für die Auslösbarkeit z.B. durch Arbeit und emotionale Faktoren.

Die vegetativen Störungen treten **überwiegend paroxysmal** auf, einige Typen **auch phasisch** (E.1.2, E.1.4, E.1.6, E.1.7) **oder dauernd** (E.1.2, E.1.5).

Die Störungen treten **häufig belastungsunabhängig,** d.h. ohne jeden erkennbaren Zusammenhang mit situativen (exogenen) Faktoren, also **rein endogen** auf. Sie können **aber auch ausgelöst** werden, am häufigsten durch **arbeitsmäßige Beanspruchung** (körperliche Anstrengung, auch schon Gehen oder Lesen), durch **Kopf-** oder **Körperbewegungen** und durch **emotionale Erregung.**

Selten besteht ein **zeitlicher Zusammenhang** - keine ausgesprochene Auslösung ! - **mit Witterungseinflüssen** (z.B. bei paroxysmaler Tachykardie).

Ein großer Teil - etwa die Hälfte - der Patienten mit vegetativen Störungen berichtet über **mehr als einen Typ vegetativer Dysregulationen;** nicht selten kommen 4 bis 10 Typen bei ein und demselben Patienten vor.

B e a c h t e :

Bei allen zentral-vegetativen BS müssen **Nebenwirkungen von Pharmaka,** zumal von Neuroleptika und Thymoleptika, sowie **Erkrankungen,** die zu entsprechenden Störungen führen können, **ausgeschlossen werden.**

<u>**E.1.1:**</u> **Paroxysmen von Tachykardie oder Bradykardie**

Die Patienten berichten über "**Herzanfälle**", d.h. über anfallsartiges, mit Vorliebe nächtliches Auftreten von

    (Subtyp 1:) abnorm **raschem (Herzrasen)** oder

    (Subtyp 2:) **langsamem Herz-** und **Pulsschlag** oder

    (Subtyp 3:) **"Herzaussetzen", "Herzstillstand".**

Die Anfälle, die oft mit anderen zentral-vegetativen Störungen (z.B. E.1.3) und D.11 kombiniert sind, dauern **Minuten bis Stunden** und werden von den Patienten als bedrohlich erlebt. In vielen Fällen gehen sie mit der **Angst, sterben zu müssen,** einher.

Objektiv kann der Untersucher im Herzanfall Tachykardie oder Bradykardie oder auch Extrasystolen nachweisen.

Beim gleichen Patienten können paroxysmale **Tachykardie und Bradykardie alternieren.** Die Patienten klagen nicht selten außer Herzrasen über Herzaussetzen oder Herzstillstand.

*   **(s.a. Kommentar!)**

    B e a c h t e :

Abgrenzung gegen D.14: Dort erfolgt Rubrizierung, wenn die paroxysmale Tachykardie oder Bradykardie **mit Coenästhesien** - bevorzugt in der Herzgegend, aber nicht nur dort - einhergeht: **"dysästhetische Krisen"** ("coenästhetische Herzparoxysmen).

Abgrenzung gegen D.15: Dort **ausschließlich** elementare **Sterbeangst** (keine Tachykardie oder Bradykardie).

    T y p i s c h e S t a t e m e n t s :

Ich werde nachts häufig durch Herzjagen wach.

Völlig unmotiviert kommt es zu Anfällen von Herzklopfen. Der Herzschlag ist dann schneller und härter als sonst, das Herz rast. Dabei Übelkeit, Erbrechen und Aufstoßen (E.1.3).

Manchmal läuft der Puls stundenlang wie eine Nähmaschine. Ich muß dann ganz ruhig liegen und kann mich nicht bewegen.

Jede Nacht gegen 3 Uhr Herzanfälle, in denen das Herz ganz langsam schlägt. Das dauert etwa 5 Minuten. Ich hatte dann Angst, das Herz bleibt stehen, Angst, sterben zu müssen. Fängt das Herz wieder an zu rennen, ist die Angst verschwunden.

(Forts. E.1.1)

(Forts. E.1.1)

Ich hatte kurzdauernde Anfälle, in denen das Herz aus-
setzte, verbunden mit Erbrechen (E.1.3) und Schwindel
(D.11).

Einige Wochen lang nachts Anfälle, in denen das Herz
ganz langsam schlug.

G e z i e l t e   F r a g e n :

Haben Sie Anfälle mit raschem oder langsamem Herz- und
Pulsschlag, die Minuten oder auch bis Stunden dauern ? -
Haben Sie bei solchen Anfällen von starkem Herzklopfen
oder Herzaussetzen Angst, sterben zu müssen oder einen
Herzschlag zu erleiden ? - Kommen solche Anfälle ohne
Anlaß, z.B. nachts aus dem Schlaf heraus, oder treten
sie auf, wenn Sie z.B. zu viel gearbeitet oder sich auf-
geregt haben ?

———

E.1.2: **Vasomotorische Störungen. Störungen der Thermoregulation**

Die hier beschriebenen 2 **Subtypen** sind nur dann zu erfassen, wenn sie erst im Laufe der Erkrankung auftraten (s.a. E.1: Allgemeine Anmerkungen):

(1:) **Vasomotorische Störungen:** Ohne oder mit Anlaß auftretender **rascher Wechsel der Gesichtsfarbe** (auch fleckige Rötung), **Neigung zu kühlen,** zum Teil **livid verfärbten Akren** (Akrozyanose) oder/und zu **Ödemen,** sofern diese Störungen von den Patienten wahrgenommen und berichtet werden.
Die Symptome können **paroxysmal,** zum Teil aber auch **phasisch** oder **längere Zeit andauernd** (kühle oder livid verfärbte Akren und Ödeme) auftreten. "Rasch wechselnde Gesichtsfarbe" und "fleckige Rötung" tritt **unabhängig** oder **abhängig** von emotionalen Anlässen auf. Bei kühlen, zyanotischen und oft auch feuchten Extremitätenenden klagen die Patienten **subjektiv über kalte Hände** und **Füße.**

(2:) **Störungen der Thermoregulation:** Hier handelt es sich im wesentlichen um **Kälteempfindlichkeit** und "**Kältezittern":** Die Patienten klagen ohne oder nur bei geringer Beanspruchung der Wärmeregulation über Frieren und Frösteln und/oder zeigen - z.B. morgens nach dem Aufstehen "beim Übergang vom Warmen ins Kalte" - ein einige Minuten anhaltendes Zittern mit unwillkürlicher, unkoordinierter Aktivität der Körpermuskulatur. Solche anfallsartigen Zustände von **Zittererscheinungen** (Zitter- oder Schüttelanfälle) **an Armen** und **Beinen** oder am **ganzen Körper** werden auch ohne das subjektive Gefühl von Frieren und Frösteln geschildert und sind zum Teil **mit Gleichgewichtsstörungen,** Taumeln, Gangunsicherheit im Sinne von D.11 (s. dort) **verbunden.**

* **(s.a. Kommentar !)**

T y p i s c h e   S t a t e m e n t s :
Auch mitten im Sommer können die Finger und Hände seit der Erkrankung plötzlich kalt werden und sich rot und blau verfärben. (= Subtyp 1)

Meine Gesichtsfarbe wechselt häufig plötzlich von schneeweiß in krebsrot. (= Subtyp 1)

Ich bekomme, was ich früher nicht kannte, sehr leicht einen roten Kopf. (= Subtyp 1)

(Forts. E.1.2)

(Forts. E.1.2)

Im Gegensatz zu früher kann ich jetzt Kälte nicht mehr
ertragen. Ich muß immer 2 Strickjacken übereinander
anziehen. (= Subtyp 2)

Am schlimmsten sind diese Schüttel- oder Zitteranfälle,
es kommt dann zu einem Schütteln in den Beinen, ich
werde ganz schwach und schwindelig (D.11). Das kann
ohne jeden Anlaß auftreten und den ganzen Tag oder auch
nur einige Stunden dauern. (= Subtyp 2)

G e z i e l t e   F r a g e n :

Kommt es seit der Erkrankung vor, daß die Gesichtsfarbe
rasch wechselt oder daß Finger und Hände bei warmer
Witterung plötzlich kalt und rot werden oder anschwel-
len ? - Frieren Sie heute leichter als früher ? - Kommt
es dann zu Zitter- und Schüttelanfällen ?

———

<u>**E.1.3:**</u> **Übelkeit, Brechreiz und Erbrechen; Aufstoßen**

Übelkeit, Brechreiz und Erbrechen und ebenso Aufstoßen
treten in der Regel **zusammen mit anderen vegetativen
Störungen** und **mit Coenästhesien** und oft im Prodrom oder
im Beginn der Phase (Schub) auf.

<u>**T y p i s c h e   S t a t e m e n t s :**</u>

Manchmal, etwa alle 8 bis 14 Tage ist mir ganz schreck-
lich übel.

Ich hatte immer wieder und ohne jeden Anlaß Anfälle von
Übelkeit, Erbrechen und Aufstoßen zusammen mit Schwindel
(D.11) und Herzrasen (E.1.1).

Die Krankheit begann mit Brechreiz und Kopfschmerzen
(D.3).

Die neue Attacke meiner Erkrankung begann jeweils mit
Kopfschmerzen und Anfällen mit der Empfindung, als ob
sich alles einschnüre (D.9), starkem Durstgefühl (E.1.4)
und morgendlichem Erbrechen.

<u>**G e z i e l t e   F r a g e n :**</u>

Hatten Sie seit Beginn Ihrer Erkrankung Übelkeit und
Aufstoßen, Brechreiz und Erbrechen ? - Traten diese
Störungen mehr anfallsartig und unabhängig von den Mahl-
zeiten auf ?

———

E.1.4: **Appetitlosigkeit. Heißhunger (Bulimie). Appetenzwandel. Veränderungen des Durstgefühls. Suchtähnlicher Nikotin- oder Alkoholabusus. Obstipation und Diarrhoe**

Hier handelt es sich um **Veränderungen einzelner, elementarer Vitaltriebe** im Sinne der Herabsetzung oder Steigerung. Zum Teil ist **ein** Trieb gesteigert oder gemindert, zum Teil sind **mehrere Einzeltriebe** gemeinsam verändert. Neben quantitativen Veränderungen (Herabsetzung oder Steigerung) kommen **auch qualitative Abwandlungen**, z.B. Appetenzwandel, vor.

(Subtyp 1:) **Appetitlosigkeit** oder

(Subtyp 2:) **Heißhunger** bis zur Bulimie (Freßsucht)

allein oder kombiniert oder in Verbindung mit Veränderungen des Durstgefühls. Appetitlosigkeit - zum Teil mit herabgesetztem Durstgefühl verbunden - bis zur Anorexie ist häufiger als Hyperorexie (Heißhunger, Bulimie), die auch alternierend mit Anorexie vorkommt.

(Subtyp 3:) **Appetenzwandel:** Hier stellt sich plötzlich - ohne erkennbaren Anlaß - eine entschiedene Abneigung (Widerwillen, Ekel) gegen bestimmte Speisen bzw. Geschmacksqualitäten oder - umgekehrt - eine früher nicht vorhandene Bevorzugung bestimmter Geschmacksqualitäten ein.

(Subtyp 4:) Herabsetzung oder Steigerung der **Durstempfindung**, dabei auch **imperatives Durstgefühl**.

(Subtyp 5:) **Suchtähnlicher Nikotin- oder Alkoholabusus**, besonders auch im Beginn der Erkrankung und bei Patienten, die früher nicht rauchten und nicht tranken. **Umgekehrt** kommt initial **auch plötzliche Nikotinabstinenz** bei Patienten vor, die früher starke Raucher waren.

(Subtyp 6:) **Obstipation** (gelegentlich auch **Diarrhoe**) wird gleichfalls in Verbindung mit anderen vegetativen Störungen und Coenästhesien und im Beginn der Erkrankung berichtet.

T y p i s c h e   S t a t e m e n t s :

Zeitweilig nichts gegessen, dann wieder starken Hunger, richtigen Heißhunger, in dem ich alles Erreichbare in mich hineinschlang; gleichzeitig Schwindel (D.11), Brechreiz (E.1.3) und Gefühl, keine Luft zu bekommen (E.1.8). (= Subtyp 1 und 2)

(Forts. E.1.4)

(Forts. E.1.4)

Dann kommt es wieder, gar kein Appetit, dann werde ich
kurze Zeit darauf krank. Später großen Appetit, regel-
recht gefressen. (= Subtyp 1 und 2)

Ich litt dauernd unter starkem Hungergefühl. Danach ein
ganz ungewohntes Bedürfnis nach Süßigkeiten. (= Subtyp 3)

Ich habe überhaupt kein Hunger- und Durstgefühl. (= Sub-
typ 1 und 4)

Ich hatte plötzlich einen Widerwillen, richtigen Ekel
gegen alles Saure. (= Subtyp 3)

Als die Krankheit wieder begann, spürte ich zuerst einen
Widerwillen gegen Fett und Süßigkeiten, gleichzeitig
ein starkes, kaum bezwingbares Hungergefühl. (= Subtyp 3
und 2)

Ich hatte ein starkes Durstgefühl, zugleich Anfälle von
Kopfschmerzen (D.3), Anfälle mit dem Gefühl, keine Luft
zu bekommen (E.1.8), Zitteranfälle (E.1.2) und morgend-
liches Erbrechen (E.1.3). (= Subtyp 4)

Plötzlich, kurz vor dem Ausbruch der Erkrankung, fing
ich an, unmäßig zu rauchen und zu trinken. (= Subtyp 5)

Es fing an mit Schlaf- (E.2.2) und Appetitlosigkeit,
Herzanfällen (E.1.1), Mißempfindungen überall im Körper
(D) und Verstopfung abwechselnd mit Durchfällen und
starkem Schwitzen (E.1.6). Etwa zur gleichen Zeit verlor
ich die Lust am Rauchen und empfand einen richtigen Ekel
gegen saure Speisen. (= Subtyp 1, 6, 5 und 3)

G e z i e l t e   F r a g e n :

Haben Sie seit Beginn der Erkrankung bemerkt, daß plötz-
lich der Appetit und/oder das Durstgefühl ab- oder zu-
nahm, daß Sie plötzlich eine Gier nach Zigaretten oder
Alkohol hatten oder unvermittelt mit dem Rauchen oder
Alkoholgenuß aufhörten ? - Oder war es so, daß Sie mit
einem Mal einen Widerwillen gegen bestimmte Speisen bzw.
Geschmacksqualitäten empfanden oder, umgekehrt, plötzlich
ein bisher ungewohntes Verlangen nach Süßigkeiten ? -
Leiden Sie seit der Erkrankung unter Verstopfung oder
Durchfall ?

E.1.5: **Veränderungen von Libido und Potenz. Menstruationsstörungen**

Es handelt sich in erster Linie

(Subtyp 1:) um **Minderung,**

(Subtyp 2:) selten um **Steigerung der Libido** oder

(Subtyp 3:) **Verlust von Potenz** bei erhaltener Libido sowie

(Subtyp 4:) um **Menstruationsstörungen (Amenorrhoe).**

Die Minderung der Libido, die bei Männern und Frauen vorkommt, besteht **dauernd,** kommt aber **auch phasisch** und **reversibel** vor.

B e a c h t e :

Ausschluß **pharmakogen,** besonders neuroleptisch **bedingter Störungen** der Libido.

T y p i s c h e   S t a t e m e n t s :

Seit der Erkrankung habe ich kein sexuelles Verlangen mehr.

Wenn ich mein Tief habe, kann ich nicht schlafen und bin sexuell ganz und gar uninteressiert. Außerhalb dieser Zeiten ist das wie früher.

G e z i e l t e   F r a g e n :

Hat sich Ihr sexuelles Verlangen seit Beginn der Erkrankung verändert ? - Kam es zu einem Schwund des Verlangens oder zu einer Steigerung ? - Ist die Monatsblutung unregelmäßig geworden oder ganz ausgeblieben ?

———

E.1.6: Störungen der Speichel-, Schweiß- und/oder Talgdrüsensekretion

Es handelt sich um:

(Subtyp 1:) **Minderung (Hyposalivation), seltener Steigerung der Speicheldrüsensekretion (Hypersalivation, Ptyalismus).** Die Hyposalivation kommt in Klagen der Patienten über **Trockenheit des Mundes** zum Ausdruck.

(Subtyp 2:) Störungen der **Schweißdrüsensekretion:** Hier berichten die Patienten über eine - seit der Erkrankung aufgetretene - **palmare** oder **plantare Hyperhidrosis** (objektiv dann oft Zeichen einer vegetativen Übererregbarkeit: gesteigerter Dermographismus, Hyperreflexie) und/oder über ohne Anlaß auftretende profuse, besonders **nächtliche Schweißausbrüche.** Neben der Hyperhidrosis an Handinnenflächen und Füßen berichten die Patienten gelegentlich auch über eine auf andere umschriebene Körperabschnitte oder eine Körperseite beschränkte **Hyperhidrosis.**

(Subtyp 3:) Störungen der **Talgdrüsensekretion:** Hier handelt es sich um **abnorm starke Absonderungen** der Talgdrüsen: sog. **Salben-** oder **Fettgesicht,** die wiederum - wie alle anderen BS - von den Patienten selbst als Störung wahrgenommen und berichtet werden müssen.

(Subtyp 4:) **"Symptom der widerspenstigen Haare":** Hier sträuben sich, zumal im Beginn einer Phase, die Haare. Die Patienten berichten, daß sich die Haare aufrichten, zu Berge stehen, während sie sich in der Remission wieder legen. Das Symptom kann **mit Hyperpathie** (D.12) und **anderen Coenästhesien einhergehen.**

*   (s.a. Kommentar !)

T y p i s c h e   S t a t e m e n t s :

Ich habe öfters ein trockenes Gefühl im Mund zusammen mit Herzjagen (E.1.1), das mit einem Würgegefühl auftritt. (= Subtyp 1)

Seit der Erkrankung läuft mir nach der kleinsten Anstrengung der Schweiß herunter. (= Subtyp 2)

Ich den schlechten Zeiten habe ich ganz feuchte Hände, kann nicht schlafen und habe keinerlei sexuelles Verlangen (E.1.5). (= Subtyp 2)

(Forts. E.1.6)

(Forts. E.1.6)

Während der Erkrankung hatte ich Kopfschmerzen, ein Ge-
fühl, als ob sich alles zusammenzieht (D.9), und Herz-
anfälle (E.1.1) und heftige Schweißausbrüche. Seither
brauche ich mehr Schlaf als früher (A.2), muß mehr
schwitzen, immer nur auf der linken Seite unter der
Achsel und auf der Brust. (= Subtyp 2)

An schlechten Tagen sind Haar und Gesicht so fettig.
Dann stehen mir auch morgens die Haare zu Berge, sind
wie elektrisiert und legen sich nicht. Ich darf dann die
Haare nicht anfassen, sie sind so überempfindlich (D.12).
(= Subtyp 3 und 4)

G e z i e l t e   F r a g e n :

Kommt es seit der Erkrankung vor, daß zeitweilig Zunge
und Mund ganz trocken sind ? - Daß Sie seither an Hand-
innenflächen und Füßen mehr schwitzen oder - auch ohne
Anlaß oder nach geringfügigen Anstrengungen - heftige
Schweißausbrüche bekommen ? - Kommt es vor, daß bei
einer Verschlimmerung Ihres Zustandes die Haare zu Berge
stehen und überempfindlich sind ?

E.1.7: Polyurie, Nykturie, Oligurie. Urininkontinenz/-retention. Harn- und Stuhlzwang

Polyurie und **Polydipsie:** Die Patienten berichten, sie müßten übermäßig viel Wasser lassen, hätten zugleich ein starkes Durstgefühl; oder sie berichten über Perioden, in denen sie weniger Wasser lassen als sonst (**Oligurie**).

Passagere **Urininkontinenz** oder **Urinretention, Harn-** und/oder **Stuhlzwang:** Die Patienten berichten über eine in der Regel passagere Unfähigkeit, Wasser zu lassen oder zu halten, über einen nicht schmerzhaften Harndrang (Harnzwang) und/oder Stuhlzwang mit dauerndem Zwang zur Entleerung.

B e a c h t e :

Ausschluß medizinisch objektivierbarer Blasen- und/oder Darmerkrankungen einschließlich pharmakogener Blasen- oder Stuhlentleerungsstörungen.

Der hier rubrizierte **Harn-** und **Stuhlzwang** unterscheidet sich von den durch entzündliche Reizung der Blasen- oder Mastdarmmuskulatur bedingten Blasen- bzw. Darmtenesmen durch das **Fehlen der Schmerzhaftigkeit.**

T y p i s c h e   S t a t e m e n t s :

Ich muß übermäßig viel Wasser lassen und habe ein starkes Durstgefühl.

Eine Zeitlang habe ich sehr wenig Wasser lassen können.

Mehrere Wochen lang mußte ich nachts sehr viel und häufig Wasserlassen während ich tagsüber nur wenig Wasser lassen konnte.

Seit der Erkrankung wechseln Verstopfung mit Durchfällen (E.1.4). Zeitweilig habe ich ein dauerndes unangenehmes Gefühl, als ob ich Stuhlgang hätte, dann ist doch nichts. Es ist nicht schmerzhaft und dauert gewöhnlich 6 bis 8 Wochen.

G e z i e l t e   F r a g e n :

Müssen Sie seit der Erkrankung mehr oder weniger Wasser lassen als früher ? - Kommt es vor, daß Sie nachts häufig und viel Wasser lassen müssen, während Sie tagsüber kaum Wasser lassen können ? - Haben Sie mitunter Störungen der Blasenentleerung, so daß Sie das Wasser nicht halten können ? - Oder, daß Sie kein Wasser lassen können ?

———

E.1.8: Tachypnoe (Polypnoe, Dyspnoe)

Anfallsartig auftretende **Atmungsaktivierung mit plötz-
licher Steigerung von Frequenz und Amplitude der Atmung,
ohne daß** im Erlebnis Sensationen der Einschnürung und
Strangulation (und ein dadurch bedingtes Luftnot- und
Erstickungsgefühl) deutlich werden.

Fehlen Coenästhesien im Sinne von D.9, wird das State-
ment auch dann, wenn Luftnot- und Erstickungsgefühl auf-
treten, hier (bei E.1.8) rubriziert.

<u>B e a c h t e :</u>

Abgrenzung gegen D.9: Dort durch Sensationen des
Sich-Zusammenziehens (**Strangulationssensationen**) be-
dingtes Luftnot- und Erstickungsgefühl.

<u>T y p i s c h e   S t a t e m e n t s :</u>

Ich hatte fast täglich sich wiederholende und bis zu
4 Stunden dauernde Zustände, in denen ich das Gefühl
hatte, keine Luft zu bekommen, und heftig, tief und
hastig atmen mußte. Die Anfälle beginnen plötzlich und
hören ebenso unvermittelt wieder auf. Ich komme nicht
dagegen an, ich mußte so schnappen.

<u>G e z i e l t e   F r a g e n :</u>

Haben Sie seit der Erkrankung gelegentlich Anfälle, in
denen Sie, ohne daß Sie es wollen und verhindern können,
rasch und tief atmen müssen und dabei das Gefühl haben,
keine Luft zu bekommen ?

———

E.2:   <u>Schlafstörungen</u>

Allgemeine Anmerkungen

Die **Schlafstörungen treten zusammen** mit zahlreichen
anderen BS auf, so als indirektes Minussymptom (IMS)
bei A.1.2 und bei fast allen BS der Items B.1 und B.2.

Schlafstörungen treten zum Teil in **Abhängigkeit von
exogenen Faktoren** auf: arbeitsmäßige Beanspruchung,
emotionale Stimulation, Witterungseinflüsse. **Ist ein
Anlaß erkennbar, erfolgt Rubrizierung** bei dem entspre-
chenden Item und zwar **bei:**

> **B.1.1 oder A.1.2:** wenn Auslösung durch **körperliche**
> und/oder **psychische arbeitsmäßige
> Beanspruchung,**

> **B.1.2:** wenn Auslösung durch **neue Anforderungen,**

> **B.1.3:** wenn Auslösung durch **bestimmte, alltägliche
> Situationen,**

> **B.1.4:** wenn Auslösung durch **Arbeit unter Zeitdruck,**

> **B.1.5:** wenn Auslösung durch **Witterungseinflüsse,**

> **B.2.1 bis B.2.3:** wenn Auslösung durch **alltägliche
> Ereignisse, Verhaltensweisen anderer**
> oder **"fremdes Leid"**, die den Patien-
> ten erhöht beeindrucken und zu Schlaf-
> störungen führen.

Das **Auftreten** von Schlafstörungen ist zudem von anderen,
mehr **endogenen Faktoren abhängig**, so von der Menstruation;
oft treten sie in **Verbindung mit** - endogenen - **Ver-
stimmungen** oder mit **Coenästhesien** in Erscheinung.

Dies bedeutet auch, daß die Schlafstörungen bei einem
Patienten **nicht immer** vorhanden sind, vielmehr **weitgehend
in Abhängigkeit von exogenen Faktoren**, aber auch rein
endogenen, hinsichtlich Manifestation und Ausprägungsgrad
fluktuieren.

*   **(s.a. Kommentar !)**

E.2.1: Einschlafstörungen

Der Patient braucht **längere Zeit**, gewöhnlich **mehr als
1 Stunde, um einschlafen** zu können, schläft dann aber
durch.

B e a c h t e :

Ist ein **Anlaß erkennbar, Rubrizierung** bei dem entspre-
chenden Item (s. **Allgemeine Anmerkungen zu E.2 !)**

Abgrenzung gegen E.2.4: Dort **Einschlafstörungen** nur in
Kombination mit **Durchschlafstörungen** (in der gleichen
Nacht)

T y p i s c h e   S t a t e m e n t s :

Wenn ich nicht einschlafen kann, ist das immer der
Auftakt zur Psychose.

Manchmal kann ich nicht einschlafen, ohne daß irgend
etwas vorausging. Bin dann hellwach, ohne irgendwie
über etwas grübeln zu müssen.

G e z i e l t e   F r a g e n :

Können Sie ohne Grund schwer einschlafen ? - Können Sie
aber, wenn Sie einmal eingeschlafen sind, durchschlafen ?

—

<u>**E.2.2:**</u> **Durchschlafstörungen**

Der Patient kann gut (nach maximal 1 Stunde) **einschlafen, wacht aber wieder auf** und **kann dann erst** nach kürzerer (zum Teil sofort) oder längerer Zeit **wieder einschlafen.**

<u>**T y p i s c h e   S t a t e m e n t s :**</u>

Ich werde häufig in der Nacht wach.

Ich werde mehrfach in der Nacht wach, kann aber gleich wieder einschlafen. Nach Aufregungen, aber auch sonst, kann ich nicht durchschlafen. Ich wache um 4 Uhr auf, kann aber dann wieder einschlafen.

Ich habe oft schlechte Träume, ich wache dann mitten in der Nacht auf, kann aber wieder einschlafen.

<u>**G e z i e l t e   F r a g e n :**</u>

Können Sie seit der Erkrankung zwar einschlafen, wachen aber nachts einmal oder mehrmals wieder auf ? - Können Sie dann nach kürzerer oder längerer Zeit wieder ein- schlafen ?

<u>**E.2.3:**</u> **Durchschlafstörungen im Sinne von Früherwachen**

Das **Einschlafen** ist **nicht beeinträchtigt.** Der Patient **wacht aber ungewöhnlich früh** - in der Regel vor 4 Uhr - **wieder auf und kann dann** - im Unterschied zu E.2.2 - **nicht mehr einschlafen.**

<u>T y p i s c h e   S t a t e m e n t s :</u>

Ich schlafe die ersten Stunden gut, dann werde ich aber schon gegen 1 oder 2 Uhr nachts wach und kann nicht mehr schlafen.

Ich schlafe zwar ein, werde aber sehr früh, um 2 oder 3 Uhr, wieder wach und kann dann nicht mehr schlafen.

Um 4 Uhr morgens kann ich nicht mehr schlafen, ich stehe dann auf. Es ist aber nicht immer, sondern nur dann so, wenn es in den Winter hinein- oder aus ihm herausgeht.

<u>G e z i e l t e   F r a g e n :</u>

Können Sie seit der Erkrankung gut einschlafen, wachen dann aber sehr früh auf, ohne wieder einschlafen zu können ?

———

E.2.4: **Kombinierte Einschlaf- und Durchschlafstörungen**

Die Patienten können **erst nach langer Zeit** (nach mehr als
1 Stunde) **einschlafen und** können (in der gleichen Nacht)
auch **nicht durchschlafen.** Dies bedeutet in der Regel, daß
die Schlafstörung **noch ausgeprägter** ist als bei den Ty-
pen E.2.1 bis E.2.3.

Hier auch Angaben wie "die ganze Nacht nicht geschlafen"
zu haben.

T y p i s c h e   S t a t e m e n t s :

Ich schlafe erst nach 3 Stunden ein und wache morgens
trotzdem sehr früh auf. Mit dem Schlaf geht es bergauf
und bergab. In schlechten Zeiten brauche ich sehr lange,
um einzuschlafen, kann aber auch nicht durchschlafen.

Ich weiß nicht, woher das kommt, daß ich manchmal eine
ganze Nacht nicht schlafe. Ich kann keine Ursache dafür
finden, nichts, keine Aufregung oder so ist vorausge-
gangen. Ich kann einfach nicht einschlafen und bin hell-
wach, ohne irgendwie über etwas grübeln zu müssen.

G e z i e l t e   F r a g e n :

Können Sie seit der Erkrankung schlecht einschlafen und
auch schlecht durchschlafen, so daß Sie mehrmals nachts
wieder erwachen oder früh erwachen und nicht mehr ein-
schlafen können ? - Gibt es Zeiten, in denen Sie gut,
und solche, in denen Sie schlecht schlafen können ?

———

E.2.5: **Schlafinversion. Abnorm tiefer und langer Schlaf**

Bei der Schlafinversion (**Schlafumkehrung**) kann der Patient **tagsüber schlafen**, während er **nachts keinen Schlaf** findet.

Bei **abnorm langem** und **tiefem Schlaf** geben die Patienten an, daß sie zeitweilig abnorm tief und lang schlafen.

B e a c h t e :

Abgrenzung gegen A.2: Dort **dauernd** bestehendes erhöhtes Schlafbedürfnis (z.B. in reinen Residuen). **Hier** (bei E.2.5) sind es zeitlich abgrenzbare Phasen abnorm tiefen und langen Schlafs, oft im Wechsel mit Phasen von Schlaflosigkeit.

T y p i s c h e   S t a t e m e n t s :

Ich hatte einige Monate lang eine quälende Schlaflosigkeit, die plötzlich und ohne irgendwelche Medikamente oder andere Maßnahmen verschwand. Der Schlaf war jetzt im Gegenteil besonders tief und viel länger als früher.

G e z i e l t e   F r a g e n :

Haben Sie seit der Erkrankung Perioden, in denen Sie viel tiefer und länger schlafen als früher ? - Oder haben Sie Zeiten, in denen Sie nachts gar keinen Schlaf finden, während Sie tagsüber schlafen können ?

———

E.3: Intoleranz gegen Alkohol, Coffein, Nikotin und andere Substanzen

Allgemeine Anmerkungen

Die Patienten berichten, daß es im Verlauf der Erkrankung
zu einer **Intoleranz** gegen Alkohol, Nikotin, Coffein und
bestimmte Speisen (Getränke) oder gegenüber Gerüchen ge-
kommen ist. Sie könnten diese Genuß- oder Nahrungsmittel,
Getränke oder Gerüche nicht mehr ertragen und würden
darauf **mit Mißempfindungen** (IMS-4 = Coenästhesien), mit
innerer Erregung und **Unruhe** (IMS-1), mit **Schlafstörungen**
(IMS-2) **reagieren.** Gelegentlich kann es auch zu **Ohren-
sausen, Benommenheit** und **Trunkenheit** (nach geringen Al-
koholmengen) kommen.

Aufgrund der Unverträglichkeit werden Eß- und **Trinkge-
wohnheiten geändert.** Die Patienten **versuchen,** nach Mög-
lichkeit die **nicht verträglichen Substanzen zu meiden
(BV ! – zusätzliche Rubrizierung** bei F)

Die Symptome können – wie alle BS – auch nur in bestimmten
Stadien auftreten, d.h. **fluktuieren.**

B e a c h t e :

Intoleranz gegen **Alkohol** ist oft mit einer **Intoleranz**
gegenüber **Nikotin** und **Coffein** (und/oder noch weiteren
Substanzen) **verbunden. In solchen Fällen** ist **gesonderte
Rubrizierung,** also sowohl bei E.3.1 wie bei E.3.2 und
E.3.3, **erforderlich.**

Die **nach** Alkohol, Coffein, Nikotin usw. **auftretenden
Beschwerden** und Störungen **im Sinne von IMS,** insbesondere
Coenästhesien (D), zentral-vegetative Störungen (E.1)
und Schlafstörungen (E.2) sind **n i c h t** noch dort ge-
sondert zu rubrizieren !

<u>**E.3.1:**</u> **Intoleranz gegen Alkohol**

Bei **Alkoholgenuß** kommt es **zu Schmerzen** und **Coenästhesien** (IMS-4) einschließlich **Schwindel** (D.11), **Übelkeit** und **Aufstoßen** (E.1.3) oder auch zu **Magen-Darm-Störungen** und **Ohrensausen**.

Schon nach **geringen Alkoholmengen** werden - im Unterschied zu früher - **Benommenheit** bzw. **Trunkenheit** sowie **Schlafstörungen** (besonders **Früherwachen** - E.2.3) berichtet.

Die Patienten **vermeiden** deswegen **Alkoholgenuß** (BV !).

* (s.a. **Kommentar** !)

T y p i s c h e   S t a t e m e n t s :

Seit der Krankheit kann ich Alkohol, Kaffee und Nikotin nicht mehr vertragen. Ich trinke und rauche seit 20 Jahren nicht mehr.

Ich trinke überhaupt keinen Alkohol mehr, weil schon bei 2 Glas Bier die inneren Schmerzen so heftig waren, daß ich es nicht mehr aushalten kann.

Schon nach einem halben Schluck Rotwein werde ich schwindelig. Kaffee, Tee, scharfe Sachen kann ich nicht mehr vertragen.

Biertrinken ist das einzige, was ich nicht darf. Ich schlafe dann sofort ein, wache aber nach wenigen Stunden wieder auf und kann nicht mehr einschlafen.

Schon nach der kleinsten Menge Alkohol bin ich betrunken und benommen.

G e z i e l t e   F r a g e n :

Können Sie seit der Krankheit Alkohol nicht mehr so vertragen wie früher ? - Kommt es nach Alkoholgenuß zu Beschwerden, z.B. zu Schmerzen, zu Schlafstörungen, Übelkeit, Aufstoßen oder Schwindel ? - Werden Sie schon nach geringen Alkoholmengen betrunken ?

———

<u>E.3.2:</u> **Intoleranz gegen Coffein (Kaffee, Tee)**

Die Patienten berichten, daß es **nach Genuß von Kaffee,
Tee** oder anderen **coffeinhaltigen Getränken** (z.B. Coca-Cola)
zu **Beschwerden** in Form von **innerer Erregung** (IMS-1), von
Schlafstörungen (IMS-2), **Schmerzen** (IMS-4), unangenehmer
Müdigkeit oder **Übelkeit** (E.1.3) kommt. Wegen dieser Un-
verträglichkeiten **meiden** sie Kaffee oder Tee, auch dann,
wenn - wie es nicht selten der Fall ist - eine ausgeprägte
Appetenz auf coffeinhaltige Getränke besteht (s. F).

<u>T y p i s c h e   S t a t e m e n t s :</u>

Kaffee und Tee vertrage ich nicht, sie machen mich auf
unangenehme Weise müde.

Wenn ich mich schwach und leistungsunfähig fühle, trinke
ich keinen Kaffee und meide auch Alkohol, weil das meinen
Zustand noch mehr verschlimmert.

Bohnenkaffee kann ich nicht vertragen. Trinke ich ihn
trotzdem, weil ich ganz versessen darauf bin, werde ich
ganz unruhig.

<u>G e z i e l t e   F r a g e n :</u>

Können Sie Kaffee oder Tee nicht mehr so gut vertragen
wie vor der Erkrankung ? - Führen coffeinhaltige Getränke
jetzt bei Ihnen zu Schmerz- und Mißempfindungen, zu Un-
ruhe, Aufgewühltheit und Schlafstörungen oder zu Übelkeit,
so daß Sie jetzt Kaffee oder Tee meiden ?

———

E.3.3:   **Intoleranz gegen Nikotin**

Die Patienten berichten, daß sie **Nikotin nicht mehr ver-tragen** können, daß nach Nikotin (beim oder nach dem Rauchen) eine Reihe von Beschwerden und Störungen auf-treten, nämlich IMS in Form von **Schlafstörungen** (IMS-2), **Coenästhesien** und **Schmerzen** (IMS-4) und **zentral-vegetative Störungen** (IMS-5), z.B. Appetitlosigkeit (E.1.4).

Wegen der Unverträglichkeit **meiden** sie Nikotin (**BV !**).

Gelegentlich tritt die **Unverträglichkeit nur in bestimmten Stadien** auf, während in anderen auch hoher Zigaretten-konsum keine Beschwerden (z.B. keine Schlafstörungen) hervorruft.

Intoleranz gegen Nikotin kann mit Intoleranz gegen Alkohol (und/oder Coffein) **kombiniert** sein.

T y p i s c h e S t a t e m e n t s :

Seit der Erkrankung habe ich das Rauchen ganz aufgegeben, weil ich es nicht mehr vertragen kann.

Seit der Erkrankung immer wieder Zeiten, in denen ich nicht mehr schlafen kann, wenn ich mittags auch nur 1 Zigarette rauche. Zu anderen Zeiten machen mir auch 10 Zigaretten nichts aus.

Früher habe ich stark geraucht, jetzt kann ich schon Zigarettenrauch nicht mehr riechen. Dann sticht es mir direkt in den Kopf.

G e z i e l t e F r a g e n :

Wenn Sie vor der Erkrankung Raucher waren, können Sie jetzt das Nikotin (das Rauchen) noch so gut vertragen wie früher ? - Oder kommt es jetzt nach Rauchen zu Beschwer-den, z.B. Schlafstörungen, Mißempfindungen und Schmerzen oder Schwindelerscheinungen ?

———

E.3.4: **Intoleranz gegen bestimmte Speisen und Getränke oder bestimmte andere Substanzen**

Die Patienten berichten über eine Unverträglichkeit gegenüber bestimmten **Speisen** und **Getränken**, die außer **zu Schlafstörungen (IMS-2)** und **Coenästhesien (IMS-4)**, zu **Erbrechen, Übelkeit (IMS-5)** und **Schwäche führen.**

Auch hier kommt es vor, daß **gleichzeitig** eine ausgeprägte **Appetenz** auf die betreffenden Speisen oder Getränke - ungeachtet der Unverträglichkeitserscheinung - **besteht.**

Intoleranz kann auch gegenüber **bestimmten Substanzen,** die **in der Luft** enthalten sind, bestehen, z.B. gegenüber Abgasen von Ölheizungen, Benzin usw. Die Patienten führen bestimmte Beschwerden, so **Schlafstörugen (IMS-2)** oder **Coenästhesien (IMS-4)** auf jene Substanzen zurück.

*   **(s.a. Kommentar !)**

T y p i s c h e   S t a t e m e n t s :

Ich kann bestimmte Speisen, z.B. Kohl, Kartoffeln oder Gurken, überhaupt nicht mehr vertragen, obschon mir alles schmeckt. Ich bekomme dann die Beschwerden, ein Brennen in den Beinen innendrin und kann deswegen die ganze Nacht nicht schlafen. Ich vermeide jetzt die Speisen, und das Brennen ist zurückgegangen.

Nach einer bestimmten Margarinesorte und frischen Erdbeeren kommt es zu Schwäche, Mißempfindungen und Schlafstörungen. Chemische Substanzen in der Luft, z.B. Abgase von Ölheizung oder Autos, können zu den gleichen Beschwerden, zu Schwäche, Krabbeln und Schlaflosigkeit führen.

Wenn ich andere als bestimmte Speisen, die ich vertrage, zu mir nehme, kommt es zu Darmverkrampfungen, zu Schwellungen von Leber und Magen oder zu einem Druck auf die Lunge.

G e z i e l t e   F r a g e n :

Können Sie bestimmte Nahrungsmittel seit der Erkrankung nicht mehr vertragen ? - Müssen Sie jetzt bestimmte Speisen oder Getränke meiden, weil sonst Mißempfindungen, Schmerzen, Übelkeit, Erbrechen, Schwäche oder Schlafstörungen auftreten ? - Oder sind es andere Substanzen bzw. Verunreinigungen in der Luft, die Sie jetzt im Unterschied zu früher nicht mehr vertragen können und die Beschwerden bei Ihnen hervorrufen ?

———

F   BEWÄLTIGUNGSVERSUCHE   (Zusatzkategorie)

Allgemeine Anmerkungen

Hier werden die **bewußten Bewältigungsversuche** der Patienten **gegenüber den Basissymptomen** rubriziert.

In den **Deskriptionen** der Basissymptome durch die Patienten sind relativ häufig **schon Bewältigungsversuche** enthalten. Im BSABS wurde bei den Einzelitems immer wieder darauf hingewiesen, daß solche **Bewältigungsversuche gesondert** in der Hauptkategorie F - vor allem bei F.1 und F.2 - **zu rubrizieren** sind.

Die hier unter F registrierten Bewältigungsversuche sind also **keine Basisdefizienzen, sondern Versuche** der Kranken, mit ihren **Basisdefizienzen fertigzuwerden**, z.B.:

Situationen meiden, die die BS in Erscheinung treten lassen oder sie verstärken **(F.1)**;

Bemühungen, die Basissymptome **durch bestimmte Verhaltensweisen zu kompensieren** bzw. in ihren Auswirkungen zu **mildern (F.2)**.

Weiter rechnen wir hierher:

Gewöhnung und Anpassung an die dynamischen und kognitiven Defizienzen **(F.3)**;

Bemühungen, die Basissymptome **durch willensmäßige Anstrengung auszugleichen** oder zu mildern **(F.4)**,

und schließlich die - ohne systematische Anleitung relativ seltenen -

Versuche, bestimmte **beeinträchtigte Funktionen zu trainieren (F.5)**, und durch

"Selbstbehandlung" mit Alkohol, **M**edikamenten u.ä., um vor allem die indirekten Minussymptome (wie innere Unruhe, Schlafstörungen, Coenästhesien, vegetative Störungen) **zu bekämpfen** bzw. zu beseitigen **(F.6)**.

Bei der Auswertung des BSABS gehen die hier registrierten Bewältigungsversuche nicht in den Summenwert für die Basissymptome ein.

*   **(s.a. Kommentar !)**

<u>F.1:</u>   **Vermeidungsverhalten**

Es handelt sich um Bemühungen des Patienten, **aktuelle
Situationen zu vermeiden, die** nach seinen, im Verlauf
der Erkrankung gemachten Erfahrungen **negative** (uner-
wünschte) **Folgen** haben können: **Vermeidungsreaktionen.**

Hier wird auch eine Anpassung im Sinne einer **Vita minor**
(**Vita reducta**) gerechnet, die im wesentlichen darin be-
steht, daß die Patienten bestimmte Beanspruchungen und
Situationen vermeiden (s.a. Definition F.3 !).

*   **(s.a. Kommentar !)**

T y p i s c h e   S t a t e m e n t s :

Ich muß aufpassen, daß ich nicht so viel arbeite und
mir keine Ruhe gönne. Ich kann mir überhaupt keine größe-
ren Anstrengungen zumuten.

Ich muß Züge oder Busse meiden. Ich darf nicht in die
Stadt, weil ich dann unruhig und kribbelig werde. Ich
meide Gesellschaften und Menschenansammlungen, weil ich
dann meine Beschwerden wieder bekomme.

Ich lasse jetzt die Dinge nicht mehr so an mich heran,
weil mir das Geschick anderer Menschen so unter die
Haut geht, ich das nicht verkraften kann. Ich gehe jetzt
jeder Unterhaltung aus dem Weg, weil mich das zu sehr auf-
regt und stört. Wenn jemand kommt, ziehe ich mich zurück.
Ich vermeide jede Berührung und jeden Kontakt (= sekundärer
Autismus). Ich lese auch keine Zeitung und sehe nicht
fern, schlechte Nachrichten nehmen mich zu sehr mit.

Ich muß die Erinnerung an die Erkrankung meiden, weil ich
in ihr eine Gefahr sehe.

Ich meide Alkohol, weil ich es unheimlich spüre und mir
übel davon wird.

G e z i e l t e   F r a g e n :

Können Sie durch Vermeidung bestimmter Situationen Ver-
schlimmerungen verhindern und Ihren Zustand bessern ? -
Welche Situationen sind es, die Sie vermeiden müssen ? -
Z.B. die Vermeidung von Unruhe und Zeitdruck, Arbeiten mit
rasch wechselnden, unterschiedlichen Anforderungen, ge-
fühlsmäßige Erregungen ? - Oder Anstrengungen durch Arbeit
oder neue Anforderungen ? - Müssen Sie Menschenansammlungen,
jeden Trubel und Rummel, z.B. in Bussen und Zügen, in der
Stadt oder in Kaufhäusern, Gespräche, schlechte Nachrichten
oder aufregende Filme und Romane meiden ? - Müssen Sie die
Erinnerung an Ihre frühere Erkrankung meiden ? - Müssen Sie
bestimmte Nahrungs- und/oder Genußmittel meiden ? - Müssen
Sie sich zurückziehen und es vermeiden, sich zu viel zu
bewegen und zu sprechen ?

———

F.2: **Bestreben, die selbst wahrgenommenen Basissymptome durch bestimmte Verhaltensweisen zu kompensieren**

Der Patient ist bemüht, die selbst wahrgenommenen Basisdefizienzen durch bestimmte Verhaltensweisen (Verhaltenstechniken) **zu kompensieren oder doch in ihren ungünstigen Auswirkungen** zumal auf das Allgemeinbefinden, **zu mildern.**

* **(s.a. Kommentar !** Dort Beispiele solcher Verhaltensweisen)

T y p i s c h e   S t a t e m e n t s :

Ich teile mir meine Tätigkeiten ein. Ich muß zwischendurch Pausen einlegen, durchgehend arbeiten, geht nicht mehr.

Ich muß seit der Erkrankung immer bei der Arbeit eins nach dem anderen machen, ich kann nicht mehr wie früher hin- und herspringen. Alles muß nach einem bestimmten Plan gehen, sonst bin ich aus dem Häuschen.

Lesen strengt mich seit der Erkrankung so an. Es geht besser, wenn ich langsam lese, die Sätze 2 oder 3 mal lese oder wenn ich laut mitspreche.

Beim Einkaufen muß ich mir alles aufschreiben. Wenn mir jemand etwas sagt, muß ich es sofort ausführen oder aufschreiben, sonst behalte ich es nicht.

Wenn mich etwas zu sehr beeindruckt, ist stundenlanges Spazierengehen das beste Mittel, damit fertigzuwerden.

Wenn ich diese Hitzeempfindungen habe, muß ich die Füße unter den Wasserkran halten. Der eigenartige Druck im Oberkörper geht nach unten weg, wenn ich gymnastische Übungen mache.

G e z i e l t e   F r a g e n :

Haben Sie bestimmte Gegenmaßnahmen, mit denen Sie Ihre Schwächen und Beschwerden bekämpfen oder mildern können ? - Z.B. gegenüber den Störungen und Schwächen bei der Arbeit, beim Lesen, hinsichtlich des Gedächtnisses, gegen die erhöhte Erschöpfbarkeit, die Neigung, sich leicht aufzuregen, oder Ihre Schmerzen und Mißempfindungen ? - Müssen Sie z.B. bei der Arbeit häufiger Pausen einlegen, ehe Sie weitermachen können ? - Oder geht es mit dem Lesen besser, wenn Sie langsamer lesen, einzelne Passagen mehrfach lesen oder laut mitsprechen ? - Gibt es Maßnahmen, die Ihnen gegen Ihre Mißempfindungen und körperlichen Beschwerden helfen, z.B. gymnastische Übungen, Kühlungen usw. ? - Schreiben Sie sich gegenüber früher beim Einkaufen alles auf, um nichts zu vergessen ?

———

F.3: **Gewöhnung und/oder Anpassung an die Erkrankung**

Die Patienten berichten, sie hätten sich an die Krankheit
bzw. die krankheitsbedingten Beschwerden und Störungen
(Basisdefizienzen) **gewöhnt** und sich **angepaßt**. Sie hätten
sich **auf die Krankheit eingestellt**, sich mit ihr **abgefunden**
und **sich gefügt**; sie würden sie **nicht mehr so tragisch** (so
schwer) nehmen; sie hätten Routine entwickelt usw.

Ein **Vermeideverhalten** hinsichtlich bestimmter Situationen
und Aktivitäten **ist nicht oder kaum mehr erkennbar.**

Handelt es sich um eine Adaptation im Sinne einer **Vita
minor** (Vita reducta), d.h. werden bestimmte Situationen
und Beanspruchungen, z.B. als Belastung erlebte soziale
Kontakte, Freizeitaktivitäten, Menschen und Dinge (für die
sich die Patienten früher interessierten) nach Möglichkeit
gemieden, weil sie nach den Erfahrungen der Patienten
negative Folgen haben, erfolgt **Rubrizierung bei F.1 !**

T y p i s c h e   S t a t e m e n t s :

Ich habe mich mit meiner Erkrankung abgefunden. Ich nehme
alles nicht mehr so tragisch wie am Anfang. Ich bin ge-
wissermaßen ein Lebenskünstler geworden.

Ich habe mich mit meinem Leiden abgefunden. Ich weiß, daß
ich nicht gesund bin mit den Nerven, doch gibt es kränkere
Menschen als mich.

In den schlechten Zeiten, die Tage oder Wochen dauern, quäle
ich mich ab. Doch habe ich schon eine gewisse Routine ent-
wickelt. Ich versuche, das zu ignorieren, obschon es eigent-
lich nicht zu ignorieren ist. Das Gute soll nach oben und
das Schlechte nach unten kommen.

Ich füge mich und habe mich damit abgefunden, daß es so
ist, obschon ich trotzdem manchmal etwas anderes möchte.

G e z i e l t e   F r a g e n :

Wie stehen Sie zu den Beschwerden, die Sie infolge der Er-
krankung heute noch haben ? - Haben Sie sich damit abge-
funden ? - Nehmen Sie Ihre Krankheit inzwischen nicht mehr
so schwer wie früher ? - Haben Sie indessen Routine im
Umgang mit Ihren Beschwerden und Schwächen entwickelt ?

———

F.4: **Bemühungen, die Basissymptome durch willensmäßige An-
strengung zu kompensieren**

Die Patienten versuchen, bestimmte Basisdefizienzen, z.B.
Einbußen an Energie, Spannkraft und Ausdauer (A.3) oder
Beeinträchtigungen der kognitiven Fähigkeiten im Sinne von
C.1 oder erhöhte Erschöpfbarkeit (A.1), **durch willens-
mäßige Anstrengung** und **Mühegabe zu kompensieren** bzw. in
ihren Auswirkungen - z.B. auf die Arbeitsleistung - **zu
mildern.**

T y p i s c h e   S t a t e m e n t s :

Zur Besserung gehört ein ganzer Teil eigener Mitarbeit.
Einzig und allein der Wille ist maßgebend. Auf diese Weise
habe ich im Laufe der letzten Jahre eine Besserung bei mir
erreicht.

Ich muß mich mehr anstrengen, die Willenskraft schafft es
bei mir.

Ich habe nicht mehr die nötige Energie bei der Arbeit und
muß mich darum mehr anstrengen als früher.

Es kostet mich viel Kraft und Energie mich zusammenzunehmen,
um die Einbußen an Leistungsfähigkeit zu überspielen.

Ich kämpfe gegen meine Krankheit und halte durch, so daß
man mir nichts anmerken kann.

Ich verliere leicht den Faden, ich muß dann scharf nach-
denken, dann fällt es mir wieder ein. Wenn ich mich nicht
anstrenge, drängen sich andere Gedanken dazwischen.

G e z i e l t e   F r a g e n :

Wenn Sie heute z.B. leichter erschöpfbar sind oder Ihnen
Energie und Ausdauer fehlen, geben Sie sich dann trotzdem
Mühe und gehen mit ganzer Willenskraft dagegen an ? -
Versuchen Sie z.B. auch, Konzentrationsmängel und die Ab-
lenkbarkeit durch größere Anstrengung zu überwinden ? -
Nehmen Sie sich zusammen und setzen sich z.B. dann trotz-
dem den Situationen, die Sie belasten, aus ?

F.5: **Versuch, bestimmte Funktionen oder Verhaltensweisen
zu trainieren**

Die Patienten versuchen, bestimmte, **als geschwächt** und
beeinträchtigt erlebte Funktionen oder **Verhaltensweisen
bewußt** zu trainieren.

T y p i s c h e   S t a t e m e n t s :

Beim Lesen prüfe ich jetzt laufend selbst, wieviel ich
von dem Gelesenen behalten habe.

Ich kann bei weitem nicht mehr so gut etwas behalten wie
früher. Ich versuche deswegen, Gedichte auswendig zu
lernen.

Weil mir fremdes Leid viel mehr als früher zu Herzen geht,
habe ich versucht, mich systematisch dagegen abzuhärten.
Ich halte jetzt Aufregungen und Belastungen und nach Mög-
lichkeit auch schlechte Nachrichten von mir fern. Ich
gehe mehr auf Distanz. Ich habe das bewußt trainiert.

G e z i e l t e   F r a g e n :

Versuchen Sie, bestimmte Leistungen, die Sie jetzt nicht
mehr so gut erbringen können wie früher, bewußt zu
trainieren ? - Trainieren Sie z.B. das Lernen von Ge-
dichten oder das Behalten von Gelesenem ? - Wenn Sie jetzt
viel leichter beeindruckbar sind als früher, versuchen Sie,
dagegen etwas zu unternehmen, z.B. sich dagegen abzuhärten ?

F.6: **"Selbstbehandlung" mit Alkohol, Medikamenten u.ä.**
       (zur Bekämpfung von Beschwerden)

Die Patienten trinken **Alkohol** oder nehmen selbst bestimmte
Medikamente ein, z.B. Tranquilizer und Schlafmittel, um
bestimmte Basissymptome, in erster Linie indirekte Minus-
symptome, so **Schlafstörungen** (IMS-2), **innere Unruhe** (IMS-1)
oder **zentral-vegetative Störungen** (IMS-5) **zu beseitigen** oder
zu mildern.

T y p i s c h e   S t a t e m e n t s :

Wenn ich wegen einer Aufregung schlecht schlafen kann,
nehme ich das Mittel (Diazepam).

Wenn mich tagsüber irgend etwas irritiert hat oder ich
mich überanstrengt habe, hilft am besten 1/2 Flasche Bier.

Etwa alle 2 Monate muß ich vermehrt schwitzen, es ist dann
ein Zeichen, daß ich das Mittel (Tranquilizer) nehmen
muß.

G e z i e l t e   F r a g e n :

Hat sich im Verlauf der Erkrankung gezeigt, daß Alkohol
oder bestimmte Medikamente wirksam sind, z.B. gegen innere
Unruhe oder Schlafstörungen oder gegen Mißempfindungen,
vermehrtes Schwitzen oder andere Beschwerden ? - Nehmen
Sie diese Mittel dann von sich aus, um die Beschwerden und
Störungen zu beseitigen ? - Sind Sie so inzwischen zu
einer Art Selbstbehandlung gekommen ?

---

2.   K o m m e n t a r

Weitergehende Erläuterungen   z u :

Einführung:

In den Basisstadien läßt sich bei den Stufe-2-BS, und hier be-
sonders den kognitiven Denk-, Wahrnehmungs- und Handlungsstö-
rungen und den Coenästhesien, und ihren Übergängen zur Stufe 3,
eine psychopathologisch besondere, **qualitativ eigenartige Er-
lebnis-** und **Erscheinungsweise** erkennen, die so bei Gesunden
und auch bei psychopathisch-neurotischen Persönlichkeitsstö-
rungen in der Regel **nicht** beobachtet wird. Dies gilt mit der
generellen Einschränkung, daß es einen`phänomenologischen
Überschneidungsbereich zwischen psychogener und encephalogener,
neurotisch-psychopathischer und psychotischer Symptomatik,
also **"Übergänge im psychopathologischen Erscheinungsbild"**
(K. SCHNEIDER) gibt. Wir sprachen von einer **"partiellen Aus-
drucksgemeinschaft"** (v. WEIZSÄCKER 1946; s. G. HUBER 1957 a,
S. 199, 219).

Dies bedeutet, daß die Differenzierung von BS gegenüber nicht-
psychotischen Störungen auf Stufe 1 der Basissymptomatik
schwierig oder unmöglich ist. Bei der **Mehrzahl** der Kranken
überwiegen gegenüber den typisch schizophrenen Syndromen die
mehr oder minder **uncharakteristischen Basisstadien** und hier
oft Stufe-1- gegenüber Stufe-2-BS. Nur die **Verlaufsbeobachtung**
und dabei vielfach erst die **Berücksichtigung größerer Zeit-
räume ermöglicht,** Stufe-2-BS mit ihrer bereits mehr oder we-
niger deutlichen qualitativen Eigen- und Neuartigkeit zu er-
fassen. **Früher oder später** - bei den Formes frustes, den
abortiven Formen, u.U. im Beobachtungszeitraum überhaupt nicht -
kommt es zu einem **Übergang** der **diagnostisch neutralen** Stufe-1-BS
zu schon **mehr oder weniger kennzeichnenden** BS der Stufe 2 und
schließlich auch zu produktiv-psychotischen, nach den ver-
schiedenen diagnostischen Systemen **beweisenden Symptomen,** z.B.
Symptomen 1. Ranges.

In Einzelfallverläufen ließ sich zeigen, daß auch **typisch
schizophrene, produktiv-psychotische Phänomene sich aus BS
entwickeln,** z.B. Wahnwahrnehmungen aus kognitiven Wahrnehmungs-
störungen (HUBER und GROSS 1977), leibliche Beeinflussungser-
lebnisse aus Stufe-2-Coenästhesien (HUBER 1957), Gedankenent-

zug aus Blockierung, Gedankeneingebung aus Gedankeninterferenz
(HUBER 1983). Die **Entwicklung** geht von den BS der Stufe 1 über
Stufe-2-BS zur Stufe 3 und umgekehrt; die **Rückbildung**, z.B.
von leiblichen Beeinflussungserlebnissen (Stufe 3) auf Coen-
ästhesien der Stufe 2 und 1 ist solange möglich, als es nicht
auf Stufe 3 zu einer **Fixierung** und **Automatisierung** kommt (ver-
festigte strukturelle Verformung auf der Grundlage eines dis-
ponierenden Persönlichkeitsfaktors - s. HUBER 1968; JANZARIK
1968, 1969).

Wird jene "partielle Ausdrucksgemeinschaft" und die **Verlaufs-
dynamik nicht beachtet** und ein für wissenschaftliche Unter-
suchungen nicht brauchbarer, **undifferenzierter Neurosebegriff**
verwendet, kann man zu der Meinung gelangen, BS seien "ge-
meinsame Merkmale psychisch gestörter Menschen" und würden in
gleicher Gegebenheitsweise und Häufigkeit bei neurotischen und
psychopathischen Persönlichkeitsstörungen wie bei an Schizo-
phrenie Erkrankten auftreten. Ein **Teil der** als "Neurose" und
"**Borderline-Syndrome**" aufgefaßten Fälle **sind** nach unseren Ver-
laufsuntersuchungen (HUBER 1966, 1968; HUBER, GROSS und SCHÜTT-
LER 1979) in Wirklichkeit **prä- und postpsychotische**, mehr oder
minder uncharakteristische **Basisstadien** oder **Formes frustes**
der Schizophrenien.

Die **aktuellen Fragen des Borderline**, der pseudoneurotischen und
abortiven Schizophrenien und ihrer Beziehungen zu den Basis-
stadien wurden im Bericht über das 6. "Weißenauer" Schizo-
phrenie-Symposion "Basisstadien endogener Psychosen und das
Borderline-Problem" behandelt (s. HUBER 1985 a).

Der **Einwand**, die BS seien nicht schizophreniespezifisch, **läßt
unberücksichtigt, daß es (1.)** überhaupt **keine spezifischen**
psychopathologischen **Symptome gibt** (z.B. auch die schizophre-
nen Erstrangsymptome nicht ausschließlich bei Schizophrenien,
sondern auch bei definierbaren Hirnerkrankungen vorkommen);
(2.) daß sich das "Charakteristische im Uncharakteristischen"
der BS bei einem großen Teil der Stufe-2-BS, zumal den kogni-
tiven Basisdefizienzen und Coenästhesien, **bereits herausar-
beiten ließ**, Phänomene, wie sie so zwar wiederum bei bekannten
organischen Hirnerkrankungen und zum Teil auch bei affektiven
Psychosen vorkommen, aber nicht bei Gesunden und auch nicht
bei neurotisch-psychopathischen Störungen; (3.) **daß** inzwischen
auch an einem großen Kollektiv **gezeigt werden konnte, daß und
wie aus dem** von den Patienten selbst geschilderten und als De-
fizienz **beklagten uncharakteristischen Minus das sog. Plus oder
Positivum** der produktiv-psychotischen Phänomene, des psycho-
tischen "Aliter" im konventionellen Sinne **entstehen kann**
(s. KLOSTERKÖTTER 1987; KLOSTERKÖTTER und GROSS 1987).

Daß sich **aus den BS heraus** - im Unterschied zu den Beschwerden
neurotisch-psychopathischer Patienten - die schizophrenietypi-
schen **Erstrangsymptome entwickeln** und **Übergangsreihen** zwischen

defizitären und produktiven, nach den traditionellen Konzepten beweisenden schizophrenen Symptomen **aufgezeigt werden können, begründet die Annahme des Basisstörungskonzeptes**, die für die Bezeichnung **B a s i s symptome** maßgeblich war.

Die **Frage der Spezifität und Validität** ist nicht nur formal-statistisch zu beantworten. SÜLLWOLD verweist hier auf inhalt-liche Beziehungen der im FBF erfaßten Störungen zu den von CHAPMAN (1966) und FREEDMAN (1974) und GROSS, HUBER und SCHÜTT-LER (s. HUBER 1966, 1968, 1969; HUBER, GROSS und SCHÜTTLER 1979) erhobenen Daten der klinischen Exploration, wie sie nunmehr im Fremdbeurteilungsverfahren des BSABS systematisch erfaßt wer-den können.

Darüber hinaus sind die **Korrelationen** zwischen **testpsycholo-gisch objektivierbaren Leistungsbeeinträchtigungen** und **Ausmaß der BS** im FBF (s. HASSE-SANDER et al. 1971, 1982) und auch, soweit bisher Ergebnisse vorliegen, im BSABS von Bedeutung.

Schließlich sind die BS im Kontext der **experimentellen Schizo-phrenieforschung** zu sehen. Die Frage der Validität der BS läßt sich nur anhand aller heute vorhandenen Kenntnisse und Erfah-rungen über die Behinderungen beantworten, die sich bei der Mehrzahl der Patienten in den langen Verläufen in den prä- und postpsychotischen Basisstadien nachweisen lassen.

Bei einem **Vergleich zwischen BSABS und FBF** ergeben sich neben sehr weitgehenden **Überschneidungen** auch **Unterschiede** insofern, als bestimmte dynamische Defizienzen mit direkten (A.1 - A.5) und indirekten Minussymptomen (B.1, B.2, B.3) sowie ein größerer Teil der Typen von Coenästhesien und zentral-vegetativen Stö-rungen in den Statements des FBF nicht repräsentiert sind (s. SÜLLWOLD und HUBER 1986, S. 133 ff.).

Der BSABS ist im Unterschied zum FBF ein **Fremdbeurteilungsver-fahren**, stützt sich aber wie dieser ausschließlich auf **Selbst-schilderungen** der Patienten. Dadurch unterscheidet er sich von der "Skala zur Beurteilung von negativen Symptomen" (SANS) von ANDREASEN, deren Informationsquelle in erster Linie die Beob-achtung des Verhaltens der Patienten durch den Untersucher und Berichte von Angehörigen sind (s. GROSS und HUBER 1984; ARM-BRUSTER und KLOSTERKÖTTER 1985 - s. in HUBER 1985 c).

Das Basisstörungskonzept ist nicht mit dem Konzept der nega-tiven Symptome identisch. Die Aufgliederung der DSM-III-Schi-zophrenie in eine positive und eine negative läßt die **Wandel-barkeit im Verlauf** unberücksichtigt: Sog. negative Schizophre-nien können in positive übergehen und umgekehrt.

Doch auch bei Berücksichtigung **nur des Querschnittssyndroms** werden mit den Kriterien sowohl für die positive wie für die negative Schizophrenie u.E. **heterogene Zustände** erfaßt, z.B.

als "negative Schizophrenie" undifferenziert **uncharakteristi-
sche reine Defizienzsyndrome** (Typ 2 bis 8 der psychopathologi-
schen Ausgänge der Bonn-Studie - s. HUBER, GROSS und SCHÜTTLER
1979, S. 98) ebenso wie **gemischte Residualzustände** (Typ 10 und
11) und manche **typisch schizophrenen Defektsyndrome** (Typ 13 und
14) und darüber hinaus vermutlich **auch Fälle von Institutiona-
lismus.**

So werden bei den überwiegend leichten, langfristig persistie-
renden **Basisstadien,** die wir früher reine Defektsyndrome (reine
Residuen) nannten (HUBER 1961), die **beiden ersten Kriterien
für negative Schizophrenie:** Sprachverarmung und Affektverfla-
chung, **vermißt.** Zwar kann es sich hier möglicherweise auch nur
um **Unterschiede im Ausprägungsgrad** handeln: "Sprachverarmung"
kann im BSABS als kognitives BS der Störung der **expressiven
Sprache** (C.1.7) oder/und der **Denkinitiative** (C.1.13), "Affekt-
verflachung" als "Gefühl für Gefühllosigkeit", "Abschwächung
positiver Fremdwertgefühle** für andere Menschen und früher in-
teressierende Dinge" (BSABS A.6.1 - A.6.3) erscheinen (s. GROSS
und HUBER 1984).

Bei den Patienten in Basisstadien bleiben die **Beeinträchtigungen
im Subjektiven** und sind nur nachweisbar, wenn die Patienten über
diese ihre im Vergleich mit dem prämorbiden Zustand wahrgenomme-
nen Einbußen und Defizienzen berichten. Die Patienten sind
- anders als das Gros der Kranken mit sog. negativer Schizo-
phrenie - zur **Selbstwahrnehmung der Defizienzen als Defizienzen,**
zu kritischer Distanzierung und Auseinandersetzung mit den BS
und zur **Entwicklung von Bewältigungs- und Selbsthilfestrategien**
imstande.

Der Zustand bedeutet weniger eine Persönlichkeitsverformung, in
der die Defizienzen nicht mehr als solche erlebt und verbali-
siert werden, sondern eher eine von den Patienten selbst mit
Betroffenheit wahrgenommene und mitgeteilte **Leistungsminderung.**
Selbstkontrolle und Selbstverfügbarkeit sind noch nicht verloren-
gegangen, die **Ich-Umwelt-Schranke ist noch intakt** und noch
nicht, wie in der eigentlichen, wahnhaft-halluzinatorischen
Psychose, durchlässig geworden (Verlust der Ich-Kontur).

Die früher aufgestellte These, reine Defektsyndrome seien oft
mehr eine "Inklination zum Versagen" und könnten unter günstigen
Umweltbedingungen, wenn auch zum Teil unter Inkaufnahme einer
"Vita minor" weitgehend kompensiert sein, wurde durch die Bonn-
Studie und die mit dem BSABS erhobenen Befunde bestätigt. Wir
kamen so einem **Diathese-Streß- oder Vulnerabilitätsmodell**
(ZUBIN und SPRING 1977) nahe, zumal die meisten BS durch be-
stimmte **Umwelteinflüsse** - Beanspruchung durch arbeitsmäßige,
körperliche oder geistige Anforderungen, soziale Alltagssituatio-
nen, die die Informationsverarbeitungsfähigkeit überfordern,
affektive "Minimalanlässe" - **ausgelöst** oder **verstärkt** werden
können.

Allgemeine Instruktionen:

In bezug auf die intraindividuelle Fluktuation spielen neben
rein endogenem und rein situagenem Auftreten (bzw. Verstärkung)
von BS vermutlich auch **Phasen endogener Labilität** eine Rolle,
in denen die Fluktuation der BS stärker ausgeprägt ist, weil
in ihnen auslösende Momente (psychisch-reaktive oder somatische
Faktoren, Witterungseinflüsse, Beanspruchung durch Arbeit usw.)
leichter als außerhalb dieser Phasen BS zum Vorschein bringen
(provozieren) oder verstärken. Siehe hierzu B.2.4: Das BS der
"erhöhten Reizbarkeit" tritt nur in bestimmten (Stunden bis
Monate dauernden) Stadien auf; im Wesen des Symptoms "erhöhte
Reizbarkeit" liegt es, daß es dann wohl immer eines Anlasses
(= Reizes) bedarf, um die gesteigerte emotionale Reizbarkeit
in Erscheinung treten zu lassen. Doch ist dieser Anlaß oft
nicht erkennbar und/oder wird vom Patienten nicht oder nicht
näher erinnert und/oder benannt. Die Anlässe führen dann an-
scheinend nur in jenen Phasen zur Auslösung von BS (sie haben
nur dann bestimmte, negative - unerwünschte - Folgen), nicht
aber außerhalb dieser Zeiten, wo dieselben Anlaßsituationen
ohne Folgen bleiben.

Selbstwahrnehmung und **Schilderung der BS** sind häufig **nicht nur
kühles Konstatieren, sondern** gehen mit einer - auch für den
Untersucher (den Außenstehenden) erkennbaren - **gefühlsmäßigen
Betroffenheit** einher. Die Patienten leiden unter den selbst
wahrgenommenen Einbußen (Veränderungen, Beschwerden, Störungen)
(s. hierzu A.3.1; Ausnahme: s. A.6.3).

A.1.2:

Zu **IMS-1**: Neben **innerer** Erregung und Unruhe gibt es auch eine
nach außen hin in Erscheinung tretende (für den Untersucher
erkennbare), gleichfalls als IMS aufzufassende "**dranghafte
Enthemmung**", die affektiv negativ, aber auch positiv getönt
sein kann, so daß sich 2 Typen unterscheiden lassen: ein
dysthymer Typ mit Störungen des In-Erscheinung-Tretens, der
Selbstverfügbarkeit und Kontrolle hinsichtlich Mimik, Gestik
usw. (sog. ästhetische Symptome), und ein mehr **maniformer Typ.**

Das IMS der dranghaften Enthemmung beruht auf einem Mangel an
Ordnung, Zentrierung und Gerichtetheit der (primär unge-
richteten) Antriebsenergie, einer "Freisetzung dynamischer Be-
reitschaften", die erscheinungsbildlich als Erregung, Über-
schwang, Unruhe, dranghafte Enthemmung imponieren (JANZARIK).

Sowohl beim maniformen wie beim dysthymen Typ kann es zu einem
"**Umschlag ins Hebephrene**" kommen, z.B. mit einem Flegel-
Schnösel- oder Gänschen-Backfisch-Syndrom (Ausdrucksstörungen
i.e.S.: ungeniert-distanzlos-albern-schnippisch). Die **Selbst-
wahrnehmung** der Einbuße an Zentrierung, Ordnung, Gerichtet-

(Forts. A.1.2)

(Forts. A.1.2)

heit usw., der **dranghaften Enthemmung** und die **Einsicht für**
das BS der **"Störung der Selbstverfügbarkeit und Kontrolle hin-
sichtlich des In-Erscheinung-Tretens"**, die zunächst noch vor-
handen sind, gehen dann verloren. Man kann von einer **Symptomatik
im Übergang von einem Stufe-2-BS zur Stufe 3** (der schizophrenen
End- und Überbauphänomene) sprechen, das einem stärkeren Grad
der Prozeßaktivität (nach JANZARIK der Grundkonstellation der
dynamischen Unstetigkeit) entspricht und als produktiv-psycho-
tisch aufzufassen ist (s. G. HUBER 1981, S. 168, 190)

<u>**A.4:**</u>

Wie auch noch bei anderen BS (u.a. A.6.3) ist auch hier **bei
erhaltener Selbstwahrnehmung "Leidensdruck" häufig nicht er-
kennbar**, d.h. anhand der Angaben der Patienten läßt sich nicht
sicher beurteilen, ob und inwieweit sie unter der Antriebs-
minderung usw. leiden.

Die Beschwerdeschilderungen könnten mitunter an das **"Syndrom
der gebrochenen Feder"** (Verlust der Eigenanregbarkeit bei er-
haltener Fremdanregbarkeit) erinnern: "Wenn ich allein bin,
geht es mit der Arbeit nicht so gut von der Hand; ist jemand
da, der mir etwas sagt, geht es besser." **Doch fehlt** in der
Regel (selbst dann, wenn Leidensdruck nicht sicher erkennbar
ist) die zu diesem Syndrom gehörende **"farblose Zufriedenheit
und Unbekümmertheit"**.

<u>**A.6.1:**</u>

Auch dieses Symptom **kann**, wie andere BS, **fluktuieren:** Bessere,
aber in der Regel nur kurz (z.B. Tage) dauernde Zeiten sind
möglich. **Doch überwiegt**, im Unterschied zu A.6.5, wo das dys-
thyme Herabgestimmtsein nur phasisch auftritt, die **depressive**
(subdepressive) **Grundstimmung.**

<u>**A.6.2:**</u>

Die Unsicherheit hinsichtlich der Diskriminierung verschiede-
ner Gefühlsqualitäten, die Beeinträchtigung der Fähigkeit,
eindeutig positive Gefühlszustände zu erleben, die Tendenz,
jede emotionale Erregung als unangenehm und unlustgetönt zu
empfinden, korrespondiert anscheinend mit der in Ausdruck und
Verhalten faßbaren, vom Untersucher registrierten Beeinträchti-
gung der emotionalen Modulations- und Schwingungsfähigkeit,
der **"Affektsteifigkeit"** (**"Modulationsschwäche des Ausdrucks"**):
Alle Gefühlsäußerungen erscheinen irgendwie monoton, quasi
"in die gleiche Soße getaucht".

<u>A.6.3:</u>

Oft bleibt offen, **ob** und **inwieweit** der Patient **fühlend be-
troffen** ist und unter seinen (stets selbst wahrgenommenen und
geschilderten) Einbußen leidet, d.h. ob das zweite Kriterium
für das "Gefühl für Gefühllosigkeit" (K. SCHNEIDER): der
"gleichzeitige Kummer über den Gefühlsverlust", erfüllt ist
oder ob es sich mehr um ein kühles Konstatieren und Registrie-
ren der emotionalen Einbußen handelt. Aus diesem Grund wurde
auf eine an sich mögliche Unterscheidung von **allgemeiner Ge-
fühls-** und **Interessenverarmung** einerseits, **"Gefühl für Gefühl-
losigkeit"** andererseits verzichtet.

Im Bonner Kollektiv von "leichten reinen Residuen" wird die
"Abschwächung bejahender Fremdwert- und Sympathiegefühle",
sofern sie überhaupt vorhanden ist, **regelmäßig** von den Pa-
tienten **wahrgenommen** und mitgeteilt. Das Kollektiv enthält
also keine Patienten, bei denen die affektiven Veränderungen
nur in Ausdruck und Verhalten vom Untersucher beobachtet, vom
Patienten selbst aber nicht wahrgenommen und geschildert werden.

Die Abschwächung von Fremdwertgefühlen kommt häufig in einem
Verlust des Interesses an früher interessierenden Dingen zum
Ausdruck, z.B. Lesen von Büchern, Gedichten, religiösen Texten,
Zeitungslektüre, Kartenspielen, eigene Arbeit usw.

Bei Patienten mit **allgemeiner Interessenverarmung** oder **Verlust
bestimmter, früher vorhandener Interessen** ist oft nicht sicher
zu **beurteilen**, doch zu vermuten, daß die Abschwächung positi-
ver Fremdwert- und Sympathiegefühle auch nahe Bezugspersonen
und/oder Mitmenschen überhaupt betrifft.

Bestimmte Gefühlseinbußen von A.6.3, die sich auf das **Schicksal
nicht näher** oder **überhaupt nicht persönlich bekannter** anderer
Mitmenschen (s.o.) beziehen, sind gleichsam das **Gegenstück**
zur **"erhöhten Beeindruckbarkeit durch fremdes Leid"** (B.2.3).

<u>A.6.4:</u>

Das BS A.6.4 (**"Minderung des Kontaktbedürfnisses"**) ist das
subjektive Pendant zur **Einbuße an mitmenschlicher Beziehungs-
fähigkeit**, zum "Verlust des Geselligkeitstriebes", der nur
vom Untersucher bzw. der Umwelt konstatiert, **nicht** aber vom
Patienten selbst mitgeteilt wird.

A.6.5:

Die **phasenhaften depressiven Verstimmungszustände** treten
überwiegend endogen (d.h. ohne erkennbaren Anlaß) auf;
nicht selten können sie aber auch durch **psychisch-reaktive,**
seltener durch **somatische Faktoren** oder **Witterungseinflüsse**
ausgelöst werden.

A.7.2:

Das Symptom wurde in der ursprünglichen Heidelberger Checkliste
(1962) **auch** bei den **produktiv-psychotischen** reversiblen Stö-
rungen des In-Erscheinung-Tretens und der Erfassung des Wesens
anderer (sog. ästhetische Symptome im Sinne von ZUTT) ange-
führt. Inzwischen wurde aber die grundsätzliche **Trennung** von
produktiv-psychotischen reversiblen und **defektiv-irreversiblen**
Symptomen aufgegeben. Viele BS lassen sich **in Abhängigkeit** von
dem Grad der Prozeßaktivität (PA) auch als **produktiv-psycho-**
tische Symptome auffassen, so auf Stufe 2 und im Übergang von
Stufe 2 zu Stufe 3, während sie in den ausgeformten End- und
Überbauphänomenen der Stufe 3 und in den uncharakteristischen
BS der Stufe 1 einem mehr oder weniger **inaktiven** Stadium ent-
sprechen.

Gelegentlich kann es hier zu **Übergangsphänomenen** im Sinne von
Eigenbeziehungserlebnissen kommen: Der Patient hat das Gefühl,
daß anderen sein unsicheres, gehemmtes Verhalten auffällt und
daß sie ihn deswegen ansehen und beobachten. Solche Übergangs-
phänomene sollten mit den Worten des Patienten dokumentiert
werden. **Beispiel:** Sie könne sich nicht ungezwungen unterhalten,
sei darin gehemmt. Die Unsicherheit sei zum Teil so schlimm,
daß sie sich fürchte, in der Straßenbahn zu fahren, weil sie
Angst vor den beobachtenden Blicken habe. Aus der Gestik fremder
Menschen entnehme sie, daß diese ihr anmerken, daß sie krank
war.

Auch **Übergangsphänomene** zu einer ausgesprochen **inadäquaten**
Affektivität kommen vor, wobei dann die **Fähigkeit zur Selbst-**
wahrnehmung und Schilderung der Veränderung gewöhnlich **verloren-**
geht: "Umschlag ins Hebephrene", wie er beim mehr **maniformen**
wie beim **dysthymen Typ** des Syndroms **"dranghafter Enthemmung"**
(s. Kommentar zu A.1.2) mit Störung der Selbstverfügbarkeit
und Kontrolle hinsichtlich des In-Erscheinung-Tretens beobach-
tet wird. Das Phänomen ist **dann zu den IMS zu rechnen:** IMS-1
(innere Erregung und Unruhe) tritt als Ausdruck des Mangels
an Zentrierung und Gerichtetheit der Antriebe ("Freisetzung
dynamischer Bereitschaften" nach JANZARIK) nach außen hin als
dranghafte Enthemmung in Erscheinung (s.a. Kommentar zu A.1.2).
Dabei können **Selbstwahrnehmung** und **Einsicht initial noch vor-**
handen sein und **im Verlauf verlorengehen** ("Umschlag ins Hebe-
phrene" - s.o.).

A.8:

In dem dem BSABS zugrundegelegten Kollektiv von 202 Fällen
mit reinen Residuen **fehlen** in den bei A.8 belassenen Statements
IMS durchgehend oder sie werden zumindest **nicht spontan** und
ohne gezielte Fragen (nach IMS bzw. DMS) berichtet. **Auch DMS**
(im Sinne der BS A.1 bis A.7) werden gewöhnlich **nicht direkt**
und spontan geschildert (s.a. Kommentar zu A.8.3).

A.8.2:

Die Situationen, denen gegenüber die **Toleranzschwelle erniedrigt**
ist und die die Patienten **zu vermeiden** trachten, sind:

(**Subtyp 1:**) Gespräche mit anderen, die nur kurze Zeit ertragen
werden können; auch schon Gespräche anderer Menschen ohne Be-
teiligung des Patienten selbst, zumal wenn viel oder durch-
einander gesprochen wird; auch Unterhaltung mit mehr als einer
Person.

(**Subtyp 2:**) "Trubel" und/oder "Rummel" jeglicher Art, z.B. in
Kaufhäusern oder öffentlichen Verkehrsmitteln (Busse, Züge),
bei geselligen, kulturellen oder auch wissenschaftlichen Ver-
anstaltungen ; auch schon "Gegenwart zu vieler Menschen",
z.B. in Restaurants, bei Tanzveranstaltungen, Kegelabenden,
Kirmes oder in der Kirche, im Theater, bei Kongressen, in
- überfüllten - Kaufhäusern, im Straßenverkehr, oder "Menschen-
gewühl" der Stadt.

(**Subtyp 3:**) Optische und/oder akustische (Über-) Stimulation,
insbesondere durch elektronische Medien (z.B. Fernsehen).

A.8.3:

Wenn sich hier Bewältigungsversuche (**BV**) und Bewältigungs-
mechanismen (**BM**) **entwickeln** (die Patienten solche Situationen
meiden und/oder versuchen, sich die Arbeit einzuteilen, sich
nicht drängen zu lassen, "eins nach dem anderen", alles "schön
der Reihe nach" zu erledigen), **kann es zu erschwerter Um-
stellungsfähigkeit** (Umstellungserschwerung) und **"rigider Ein-
engung" kommen.** Eine solche Rigidität als BM kann auch unab-
hängig von einer arbeitsmäßigen, besonders beruflichen Anforde-
rung im **Denken** und **Sprechen** als **"zu enges Aufmerksamkeits-
spektrum"** - bei **primärer** Gedankeninterferenz (C.1.1) und **zu
breitem** Aufmerksamkeitsspektrum (etwa entsprechend C.2.8) -
beobachtet werden.

Zur Erfassung im BSABS muß jedoch **auch hier** die Voraussetzung
erfüllt sein, daß der Patient **selbst** jene Einengung und Um-
stellungserschwerung **wahrnimmt** und mitteilt.

(Forts. A.8.3)

(Forts. A.8.3)

Das **dynamische Defizit** kommt bei A.8.3 in ähnlichen Schilderungen zum Ausdruck wie bei A.8.1 und A.8.2: Die Patienten
berichten z.B., daß sie jene Situationen nicht ertragen (verkraften) können und sie ihren Zustand verschlechtern würden.

<u>**B.1.6:**</u>

Führen Ereignisse, die den Patienten - oft im Unterschied zu
früher - **emotional negativ affizieren, a u s s c h l i e ß l i c h
zu Coenästhesien**, wäre Zuordnung zu B.2.1 schief, weil das
Beschreibungskriterium von B.2.1: "erhöhte emotionale Beeindruckbarkeit mit abnorm langem Haften und zwanghaftem Grübeln", **nicht erfüllt** ist.

Während man bei B.2.1 bis B.2.3 von einer **Erlebnisreaktion**
(einer sinnvoll motivierten, unmittelbaren, gefühlsmäßigen
Antwort auf ein Erlebnis) sprechen kann, wobei das Thema des
Zustandes in verständlichem Zusammenhang mit diesem Ereignis
steht, **handelt es sich bei B.1.6 weniger um** eine **gefühlsmäßige
Reaktion** mit innerer Erregung und Grübeln über das vorausgegangene Ereignis, **als um "körperlich-vegetative Schaltwirkungen
der Affektivität"** (um "psychogene Körperstörungen"), genauer:
um affektiv ausgelöste Coenästhesien, etwa entsprechend Typ 12
der "schizophrenen Leibsensationen" (s. D.12), wo dieses BS
früher bei den "sensibel, sensorisch und affektiv ausgelösten
Dysästhesien" (s. G. HUBER 1957 a, S. 210) beschrieben
wurde.

Die **Coenästhesien sind** dabei als Stufe-2-Symptom mit qualitativ eigenartiger Gegebenheitsweise schon **phänomenologisch
nicht gänzlich "uncharakteristisch"** und so erscheinungsbildlich **nicht identisch** mit sog. konversionsneurotischen Symptomen.

Falls emotional affizierende Ereignisse, insbesondere "Minimalanlässe", **zu anderen IMS**, insbesondere zu IMS-1 (innere
Erregung und Unruhe) und IMS-3 (zwanghaftes Grübeln), **führen**,
erfolgt **Rubrizierung bei B.2.1 bis B.2.3.**

<u>**B.2.1:**</u>

Zur **Abgrenzung gegen A.8.2:** Dort alltägliche soziale Situationen, die affektiv **neutral** sind, **aber die Informationsverarbeitungskapazität** des Patienten **überfordern.** Diese Situationen,
die für die Patienten "Stressoren" darstellen, sind bei A.8.2
beschrieben.

B.2.1 und B.2.2:

Im Rahmen des ungewöhnlich langen "Haftens" von Ereignissen, die im Unterschied zu den prämorbiden Verhältnissen von den Patienten als "Aufregungen" erlebt werden, **beobachtet man auch** ein sehr intensives **optisches** und **akustisches Nacherleben** in Form von **Erinnerungsvorstellungen**, die **pseudohalluzinatorischen Charakter** annehmen können (s.a. C.1.2), dabei gelegentlich auch eine **Unsicherheit der Diskriminierung von Vorstellungen** (Gedanken) und (realen) **Wahrnehmungen** (s.a. C.1.15).

Beispiele: Wenn sie sich unterhalte über Dinge, die sie innerlich mitnehmen, könne es sein, daß sie einen Satz oder ein Wort sehr intensiv erlebe, so als hätte sie es vernommen. Es seien keine Stimmen von außen, aber der Gedanke sei so intensiv, daß man denken könnte: hast du es nun gehört oder nicht. - Er könne abends auch nicht abschalten. Alles, was sich am Tage zugetragen habe, gehe dann wie ein Film an ihm vorbei (C.1.2). - Abends nach der Arbeit sehe sie manchmal alles vor sich ablaufen, was tagsüber passiert sei. Sie arbeite dann im Garten, um sich abzulenken (C.1.2).

Es kann sein, daß **unterschiedliche** Statements des gleichen Patienten **sowohl bei B.2.1 wie bei C.1.2 zu rubrizieren** sind.

In dem Statement: "Ich habe dauernd Personen im Gedächtnis, mit denen ich sprach, und ich sehe sie, vor allem nachts, sogar vor mir", ist ein **emotional affizierender Minimalanlaß nicht erkennbar, deswegen** Rubrizierung bei C.1.2 !

Der gleiche Patient ist mit einem anderen Statement, das einen **emotional affizierenden Minimalanlaß erkennen** läßt, bei **B.2.1 zu rubrizieren:** "Irgendeine Arbeit, ein Telefonat im Betrieb regen mich jetzt auf. Ich muß dann nachts, wenn ich schlafen will, darüber grübeln und kann nicht abschalten."

Diese Beispiele verdeutlichen das **Kriterium** für die Differenzierung von **B.2.1 und** C.1.2: Sind **emotional affizierende Minimalanlässe erkennbar, dann B.2.1; wenn nicht, dann C.1.2!**

B.2.2:

Die erhöhte **Beeindruckbarkeit** durch Gespräche, Informationen, Begegnungen, Briefe usw., die an die **frühere Krankheit (Psychose)** und ihre sozialen Auswirkungen auf Lebensgeschichte und Lebenssituation **erinnern** und **zu IMS** (-1, -2 bzw. -3) **führen, ist in der Regel hier** zu rubrizieren.

<u>**B.2.3:**</u>

Auch hier kommt es, wie bei B.2.2, zu Bewältigungsversuchen
(BV), vor allem in Form von Vermeidungsreaktionen (der Pa-
tient vermeidet bestimmte Fernsehsendungen) oder Abwehrreaktio-
nen (Ausweichen oder "Sich-Abhärten" gegen "fremdes Leid").

Maßgeblich für die Zuordnung zu B.2.3 und die **Abgrenzung
gegen C.1.2** sowie auch **A.8.1 bis A.8.3** ist die erhöhte emotio-
nale Beeindruckbarkeit **durch den Inhalt**, die **Bedeutung** des
Ereignisses, z.B. der Fernseh- oder Radiosendung oder der
Lektüre. **Dagegen** handelt es sich bei **A.8** und **C.1.2** um eine
(reine) **Störung der Informationsverarbeitung** bzw. **kognitive
Denkstörung.** Bei C.1.2, Subtyp 1, sind die interferierenden
und/oder perseverierenden Bewußtseinsinhalte **affektiv neutral.**
Wenn bei C.1.2, Subtyp 2, ein zukunftsbezogener "Grübelzwang"
affektiv nicht neutral ist, tritt er - im Unterschied zu B.2.3
(und auch B.2.1 und B.2.2) - **ohne** auslösenden affektiven (Mini-
mal-) Anlaß auf.

Voraussetzung für die Registrierung bei B.2.3 (wie bei B.2.1
und B.2.2) ist die (selbst erlebte) **relative Unangemessenheit
des Anlasses in Beziehung zur Reaktion,** die "erhöhte Beein-
druckbarkeit" mit abnorm langem Haften und zwanghaftem Grübeln.

<u>**B.3:**</u>

Die Basissymptome **B.3.1 bis B.3.4** wurden mehr oder weniger
willkürlich der Hauptkategorie B, d.h. bei den dynamischen
Defizienzen mit IMS, rubriziert, weil auch sie als indirekter
Ausdruck eines psychologischen Defizits aufgefaßt werden
können. Doch könnten sie, zumindest teilweise (B.3.1, B.3.2
und B.3.4), genauso gut oder besser bei den "kognitiven Stö-
rungen" (C.1. bis C.3) klassifiziert werden, da anzunehmen ist,
daß vielen, phänomenologisch hier zu rubrizierenden Symptomen
kognitive Störungen zugrundeliegen. Z.B. kann ein Kontroll-
zwang auf kognitiven Denkstörungen beruhen, d.h. ein Bewälti-
gungsversuch gegenüber diesem BS sein. Es kann sich aber auch
um ein BS selbst handeln, z.B. bei Zwangsgedanken, die der Ge-
dankeninterferenz (C.1.1) nahestehen.

Deswegen sollte der Untersucher bei Basisphänomenen wie "er-
höhte Reflexivität", "Zwangsphänomene", "autopsychische De-
personalisation" stets **nach kognitiven Denk-, Wahrnehmungs-
und Handlungsstörungen fahnden** und, falls vorhanden, ent-
sprechend, d.h. in der Hauptkategorie C, rubrizieren.

B.3.2:

Vielen Zwangsphänomenen (im Sinne von B.3.2) liegen vermutlich **kognitive Denkstörungen** zugrunde, z.B. C.1.1: Gedankeninterferenz, oder C.1.4: Gedankenblockierung, allgemein eine kognitive Störung im Sinne des Verlustes an Leitbarkeit der Denkvorgänge (s.a. Kommentar zu B.3).

B.3.4:

Dieses **Entfremdungserleben** den eigenen Vorstellungen, Gefühlen und Handlungen gegenüber tritt nach WEITBRECHT "nicht selten", nach anderen Autoren "gewöhnlich" zusammen mit Derealisation oder somatopsychischer Depersonalisation auf. Von den demnach eng zusammengehörigen Depersonalisationserlebnissen wird im BSABS die **Derealisation** bei den kognitiven Wahrnehmungsstörungen (C.2.11), die **somatopsychische Depersonalisation** bei den Coenästhesien (D.1.1) rubriziert.

C.1.1:

Die **Gedankeninterferenz** impliziert eine Störung der selektiven Aufmerksamkeit (auch i.S. von "overinclusion" = Übereinschließung - s.a. Kommentar zu C.1.10), eine erhöhte Ablenkbarkeit und eine Beeinträchtigung (Schwäche) der gedanklichen Intentionalität (s. C.1.13). In dem dem BSABS zugrundegelegten Kollektiv (reine Residuen der Bonn-Studie) wurde nur relativ selten eine Auslösung durch bzw. Anknüpfung an Außeneindrücke (Lärm, Geräusche usw.) angegeben. Anscheinend bestehen enge Beziehungen zur **Entgleisung** ("derailment"), einem (schwer eindeutig definierbaren) Symptom des Wiener Achsensyndroms (BERNER 1982).

Merke: Rubrizierung durchgehend im BSABS nur dann, wenn die Patienten das jeweilige Symptom als Störung, Beschwerde, Defizienz usw. wahrnehmen und beurteilen, unabhängig davon, ob es auch in Ausdruck und Verhalten vom Untersucher festgestellt werden kann !

C.1.2:

Beim **zwangähnlichen Perseverieren** können sich die störend beharrenden Bewußtseinsinhalte auch auf die **Gegenwart** (oder die eben abgelaufene, nur Sekunden oder Minuten zurückliegende Vergangenheit) beziehen. Der Patient haftet z.B. an einem bestimmten Detail von Gehörtem oder Gelesenem; oder er sorgt sich, Fehler bei einem bestimmten Arbeitsvorgang zu machen;

(Forts. C.1.2)

(Forts. C.1.2)

oder eine Patientin muß ständig an die draußen spielenden
Kinder denken.

Die perseverierten Bewußtseinsinhalte können sich auch auf die
Zukunft beziehen, z.B. Anforderungen der Arbeit des bevor-
stehenden Tages (oder Jahres); oder wirtschaftliche Existenz,
Gesundheit, Erfüllung ethischer und/oder religiöser Normen.
In solchen Fällen bleibt es (wie zeitweilig auch bei den Zwangs-
phänomenen - s. B.3.2-Manual) oft offen, inwieweit sich der Pa-
tient kritisch distanzieren kann, er den Inhalt als ohne Grund
beherrschend und beharrend zu beurteilen vermag. Geht die
Fähigkeit zur kritischen Distanzierung vollständig **verloren,
entsprechen** die zukunftsbezogenen sorgenvollen Grübeleien den
wahnhaften Einfällen zyklothym Depressiver. Man könnte dann
wie dort davon sprechen, daß schon immer unterschwellig vor-
handene Sorgen und Ängste zum zwanghaft perseverierenden Thema
erhoben werden. Auch bei diesem zukunftsbezogenen **"Grübelzwang"**
ist das **entscheidende Kriterium** das **zwanghafte Perseverieren
des jeweiligen** (früher - prämorbid - beherrschten und in die
Gesamtpersönlichkeit integrierten) **Inhaltes;** auch hier kann
man von einem "Verlust an Leitbarkeit der Denkvorgänge"
sprechen.

Statt ein und desselben Themas können auch **verschiedene Themen**
(bis hin zum Gedankendrängen - s.C.1.3) oder doch verschiedene
Varianten eines Leitthemas zwangähnlich perseverieren.

Die perseverierten Inhalte sind am häufigsten **vergangenheits-
bezogen** (rückwärts gewendet), seltener gegenwarts- oder zu-
kunftsbezogen; sie können auch zugleich vergangenheits-, ge-
genwarts- und zukunftsbezogen sein.

Beispiel: Morgens müsse er noch einmal überlegen, was am
vorigen Tag war. Er brauche dann zu viel Zeit, um sich fertig-
zumachen. Er müsse dann für den Tag planen, was zu tun sei.
Mittags wieder überlegen, was vormittags war. Er könne nicht
etwas machen und dann gleich erledigt sein lassen, müsse alles
nochmals überlegen. Auch nachts werde er wach, dann laufe es
wieder. Er überlege und überlege, was am vorigen Tag war, was
gesprochen wurde.

Das zwangähnliche Grübeln kann auch im Rahmen einer **subde-
pressiven Verstimmung** mit Vitalstörungen, Tagesschwankungen
und/oder Schuldgefühlen und dann besonders vor dem Einschlafen
und/oder nach dem Erwachen auftreten. Der Grübelzwang im Sinne
von C.1.2 ist nicht selten mit **anderen IMS** verbunden: mit inne-
rer Erregung (IMS-1), Schlafstörungen (IMS-2) und mit Coen-
ästhesien (IMS-4), vor allem dann, wenn das zwangähnliche
Perseverieren zukunftsbezogen ist: phänomenologische Verwandt-
schaft mit endogenen Depressionen und mit dem depressiven
Grübelzwang (BS kommen auch dort vor - s. GROSS 1986).

(Forts. C.1.2)

(Forts. C.1.2)

Im **Unterschied zum zukunfts-** und **gegenwartsbezogenen** zwang-
ähnlichem Perseverieren betrifft das Symptom dann, wenn es
sich um kurze Zeit vorher erlebte Vorgänge handelt, in der
Regel alltägliche, mehr oder weniger belanglose, primär
affektiv neutrale Ereignisse.

Die Bewußtseinsinhalte können nicht nur gedanklich, sondern
auch als lebhafte Vorstellungen, zum Teil von szenischem und
pseudohalluzinatorischem Charakter, während des zwanghaften
Perseverierens gegeben sein. **Wenn** dies für **zahlreiche** oder,
wie beim Gedankendrängen (C.1.3), für **alle auftauchenden
Gedanken** zutrifft, sprechen wir von **"Vorstellungszwang"**. Es
handelt sich dann schon um Übergänge von den leidlich cha-
rakteristischen Stufe-2- zu den typischen Stufe-3-Symptomen
(sog. halluzinierter Zwang auf optischem, gelegentlich zu-
gleich auch auf akustischem Gebiet) (s.a. Kommentar zu B.2.1
und B.2.2!).

Man findet also alle **Übergänge vom** zwangähnlichen **gedankli-
chen** (oder auch **sprachlichen:** "Ich sage 20 mal hintereinander
ein und dasselbe") **Perseverieren** eines bestimmten Bewußt-
seinsinhaltes bis hin zu szenischen Abläufen von **Vorstellungen**,
in denen filmartig alle möglichen Tagesvorgänge rekapituliert
werden müssen. Dabei ist an beiden Enden dieser Übergangs-
reihe das Merkmal des Verlustes der Leitbarkeit der Denk- und
Vorstellungsabläufe erfüllt.

C.1.3:

Das Symptom entspricht zum Teil dem phänomenal-transphäno-
menalen Begriff der "overinclusion" und der **Unfähigkeit zur
Unterdrückung konkurrierender Reaktionstendenzen**, dabei auch
einer besonders strukturierten Störung des Langzeitgedächt-
nisses: nämlich einer **Störung der gezielten Wiederverfügbar-
machung von bestimmten Erfahrungen**, die der jeweiligen Si-
tuation am ehesten entsprechen (s. C.1.10). Doch werden beim
BS C.1.10 eher Erfahrungen und Reaktionstendenzen aktiviert,
die mit der passenden in einem **nahen** (lockeren) assoziativen
Zusammenhang stehen.

Bei C.1.3 könnte man, ebenso wie bei C.1.1 und zum Teil bei
C.1.4 (Subtyp 3 und 4), von **"kognitivem Gleiten"** sprechen
(s. G. HUBER, H. PENIN, 1968).

C.1.4:

Die **Differenzierung** von C.1.4 (Blockierung) und C.1.1 (Ge-
dankeninterferenz) ist, wenn die Patienten über **"Fadenver-
lieren"** berichten, oft **nicht möglich**. In solchen Fällen er-
folgt **Rubrizierung** bei C.1.4 (s.a. Manual).

(Forts. C.1.4)

(Forts. C.1.4)

Das **Fadenverlieren** bedeutet **auch dann**, wenn es durch Ge-
dankeninterferenz (Eindringen eines neuen Gedankens) bedingt
oder mit Gedankeninterferenz verbunden ist, eine **Blockierung**
bzw. Unterbrechung des jeweiligen Gedankenganges. Dieser Ge-
danke kann auch dann nicht zielgerichtet weiterverfolgt wer-
den, wenn er und der neu eindringende Gedanke simultan im
Bewußtsein sind, wobei der interferierende neue Gedanke mehr
in das Zentrum, der frühere (vorausgegangene) mehr an den
Rand des Bewußtseins rückt und allmählich schwindet (Subtyp 3).

In solchen Fällen könnte man deskriptiv auch von einer **Un-
fähigkeit zur Suppression konkurrierender Reaktionstendenzen**
oder einem **"Mangel an Unterdrückung konkurrierender Reaktions-
tendenzen (Gedanken)"** sprechen, einer Schwäche der Suppression
konkurrierender Vorstellungen. (Weil die Unterdrückung kon-
kurrierender Gedanken dank der Dominanz von Gewohnheits-
hierarchien normalerweise beim Gesunden automatisch, d.h.
unbewußt - ohne (bewußtes) Dazutun des Betreffenden - erfolgt,
sollte man vielleicht die Begriffe "Fähigkeit" bzw. "Unfähig-
keit" nicht verwenden.) Beim Beschreiben kann man von "Über-
einschließung" sprechen, wenn der interferierende Gedanke eine
assoziative Nähe zum jeweils vorausgegangenen erkennen läßt.

Subtyp 4 (Gedankenblockierung und Gedankeninterferenz suk-
zessiv) scheint - als subjektives, noch vom Patienten wahr-
genommenes Stufe-2-Symptom - dem Stufe-3-Symptom der Zer-
fahrenheit oder Inkohärenz am nächsten zu kommen. Dieser Typ
kommt z.B. in dem Statement zum Ausdruck: "Schon als der Arzt
die Hälfte der Fabel erzählt hatte, war ich schon wieder ganz
woanders."

Das **Fading** kann auch fluktuierend erfolgen, d.h. der Gedanke
wird schwächer, blaßt ab, dann wird er wieder klarer und
deutlicher, um erneut zu "entgleiten".

Für die Fading-Phänomene allgemein (als Variante der Blockie-
rung) trifft wohl am ehesten der Begriff **"Entgleiten"** zu,
während Subtyp 1 (reine Gedankenleere) und Subtyp 4 (Ersatz
des aktuellen Gedankens durch einen neuen) eher der **"Ent-
gleisung"** entsprechen (s.a. Kommentar zu C.1.1 !).

C.1.5:

Bei den hierher gehörigen kognitiven Denkstörungen **resultiert
häufig**, ebenso wie bei C.1.1, C.1.2 und C.1.3, **eine Störung
der selektiven Aufmerksamkeit,** ohne daß von den Patienten
Störungen der Aufmerksamkeit **verbalisiert werden.**

C.1.6:

Auch bei den **Störungen der rezeptiven Sprache** liegt die
Auffassung als besonders strukturierte Störung des Langzeit-
gedächtnisses (C.1.10) nahe: Verlust der Gewohnheitshierarchien,
Erschwerung der gezielten Decodierung von gespeicherten Er-
fahrungen, "Schwäche der Suppression konkurrierender Ge-
danken" (Reaktionstendenzen).

Zur perzeptiven Tätigkeit laufender Identifikationen von
Sprachsignalen wird mehr Zeit benötigt. Die Störung tritt
zum Teil erst nach einiger Zeit der Beanspruchung in Er-
scheinung; die Geschwindigkeit der akustischen oder visuellen
Erfassung von Sprachlichem, so die Lesegeschwindigkeit, kann
aber auch von Anfang an langsamer - als früher - sein (Lesen
erfordert mehr Zeit als vor der Erkrankung). Auch die re-
zeptiven Sprachstörungen können, wie andere BS, fluktuieren.

C.1.7:

Die **Störung der expressiven Sprache** kann zu einer **Sprachver-
armung** führen, die aber hier - im Unterschied etwa zum Symptom
Sprachverarmung des SANS - vom Patienten **selbst erlebt** und
geschildert wird. Hier zeigt sich, ähnlich **wie bei** der **Affekt-
und Kontaktverarmung** (A.6.3, A.6.4), daß der Unterschied zwi-
schen den Syndromen der reinen Defizienz (reversiblen oder
irreversiblen Basisstadien) und den "chronischen Schizophre-
nien mit Minussymptomatik" (z.B. im Sinne von CIOMPI) kein
grundsätzlicher und qualitativer, sondern nur ein quantitativer
ist. Bei stärkerer Ausprägung der Störung der expressiven
(und rezeptiven) Sprache, der Affektverarmung und anderer
kognitiver und dynamischer Defizienzen der Basisstadien kommt
es, gewöhnlich unter Verlust des Beschwerdecharakters und zu-
gleich oft auch von Krankheitseinsicht und Fähigkeit zur
objektivierenden Distanzierung (und oft auch unter Auflösung
der Ich-Kontur: Durchlässigwerden der Ich-Umwelt-Schranke,
"Außenprojektion" in wahnhaften und halluzinatorischen Er-
lebnissen), zum Syndrom der "chronischen Schizophrenie".

Bei den Patienten in Basisstadien ist die Sprachverarmung
ebenso wie die Affektverarmung infolge der geringeren Aus-
prägung der Basisdefizienzen nicht oder nur in einem Teil
der Fälle (s.a. C.1.4-Manual) für den Untersucher oder
für die Bezugspersonen erkennbar.

Auch hier wird Fluktuation der Störung beobachtet.

C.1.10:

Die "overinclusion" (s.a. Kommentar zu C.1.1!), der "Verlust
an Gewohnheitshierarchien", die "Nivellierung der Erfahrungs-
hierarchien" sind Begriffe, die nach dem Basisstörungskonzept
dem t r a n s phänomenalen Bereich angehören, denen aber ein
transphänomenal-phänomenaler Doppelaspekt eignet. Dies be-
deutet, daß die Störung auch erlebnismäßig-phänomenologisch
faßbar werden und vom Patienten geschildert werden kann
(s.a. Statements im Manual).

Etwa gleichbedeutend mit der "Übereinschließung" sind Formu-
lierungen der in Rede stehenden kognitiven Denkstörungen wie:
Unfähigkeit, irrelevante Daten unbeachtet zu lassen; den
Denkablauf nach den Gesichtspunkten: relevant - irrelevant,
zu steuern mit daraus resultierender Unfähigkeit zu einer
aufgabenrelevanten Einstellung.

Die Einprägung der Erfahrungen, die nicht gezielt und/oder
situationsadäquat aktualisiert werden können, kann Stunden,
Tage, Wochen, Monate oder Jahre zurückliegen; es kann sich
dabei um erlerntes Wissen oder um persönliche Erfahrungen
(Erlebnisse) handeln.

Vermutlich ist das eigentliche sog. Altgedächtnis nicht be-
einträchtigt (s.a. Statement). In den Fällen bzw. Statements
des zugrundegelegten Bonner Kollektivs, in denen die Ein-
prägung die längste Zeit zurückliegt, ist es nicht sicher,
ob auch noch weiter zurückliegende, z.B. Kindheits- und
Jugenderinnerungen, betroffen sind. Es sieht eher so aus, als
ob erst irgendwann im Erwachsenenalter und vermutlich erst
nach Einsetzen der Erkrankung die Lernfähigkeit bzw. Fähig-
keit zur gezielten Wiederverfügbarmachung von Erfahrungen
beeinträchtigt wurde (hierfür spricht das zweite Statement
im Manual).

C.1.12:

Verlangsamung und Erschwerung der Denkvorgänge ist möglicher-
weise bereits die Folge anderer kognitiver Denkstörungen: Sie
kann zustandekommen, weil das "Programm" (z.B. die kurzzei-
tige Speicherung von Daten - C.1.8 - und/oder die gezielte
Wiederverfügbarmachung bestimmter Erfahrungen aus dem Lang-
zeitgedächtnis - C.1.10) mehr oder weniger weitgehend ver-
lorenging bzw. beeinträchtigt ist. Der Patient versucht, die
Beeinträchtigung durch eine gesteigerte Aufmerksamkeits-
zentrierung (eine "bewußte Überkonzentration") zu kompen-
sieren (s. hierzu Statement aus FBF 3: "Alles geht viel lang-
samer als früher, weil ich mich mühsam auf alles konzentrieren
muß").

<u>**C.1.15:**</u>

Die Störung der Diskriminierung von Vorstellungen und Wahr-
nehmungen entspricht der **Diskriminationsschwäche** nach L. SÜLL-
WOLD.

<u>**C.1.16:**</u>

Konkretismus und **Störung der Erfassung von Sinnzusammen-
hängen** sind als ein der Selbsterfahrung zugängliches, vom
Patienten wahrgenommenes und mitgeteiltes Phänomen **sicher
selten.** Sie lassen sich mit Hilfe bestimmter Aufgaben (Nach-
erzählenlassen einer Fabel, z.B. von der Biene und der Taube)
prüfen und objektivieren.

<u>**C.1.17:**</u>

Bei diesem BS können unangemessene Reaktionstendenzen und
Deutungen **sehr kurzfristig nicht mehr zugunsten** der richtigen
und angemessenen unterdrückt werden: die Fähigkeit zur
kopernikanischen Wendung, zur Korrektur wird sofort wieder
zurückgewonnen.

Die Freilegung und (pathologische) Persistenz des **Subjekt-
Zentrismus,** der normalerweise überformten Tendenz zur Eigen-
beziehung, beruht nach der hier zugrundegelegten Hypothese
wiederum auf der **Nivellierung der Reaktions- und Deutungs-
wahrscheinlichkeiten** infolge einer Störung der "Fähigkeit"
(s.a. Kommentar zu C.1.4) zur selektiven (an einer durch Er-
fahrung und Gewohnheit entstandenen Rangordnung orientierten)
Aktualisierung von bestimmten Erfahrungen aus dem Langzeitge-
dächtnis. Dabei werden **statt** der angemessenen unangemessene
und unpassende Deutungen und Reaktionstendenzen aktualisiert
(als **nicht,** wie in anderen Fällen - C.1.10 - , **neben** der ange-
messenen unangemessene und unpassende), **doch nur sehr kurz-
fristig-episodisch** mit sofort wieder sich einstellender Fähig-
keit zur kopernikanischen Wendung, zum "Überstieg" (CONRAD)
(s. HUBER und GROSS 1977, S. 148 ff.)

<u>**C.2.3:**</u>

Bei der **Herabsetzung des Farbensehens** (Subtyp 4) sehen die
Patienten die Farben, z.B. die braune Farbe eines Bildes,
ganz schwach und blaß. Beim **Farbigsehen** (Subtyp 4) kann die
reale Wahrnehmungswelt **durchgehend** eine bestimmte Färbung
erhalten.

(Forts. C.2.3)

(Forts. C.2.3)

Die **Intensitätssteigerungen** oder **qualitativen Veränderungen des Farbensehens** können **mit Scheinbewegungen** feststehender Wahrnehmungsobjekte verbunden sein, z.B. "Die Landschaft erschien wie verklärt, intensiv farbig und bewegte sich stark".

Bei diesen und ähnlichen Phänomenen ist oft **nicht differenzierbar, inwieweit** eine **faktische Wahrnehmungsveränderung oder** schon mehr eine **Veränderung der "Gefühlscharaktere"**, des Stimmungsmomentes der Wahrnehmungsinhalte, vorliegt.

Dies gilt auch und im besonderen Maße **für die Wahrnehmungsveränderungen an Gesicht und Gestalt anderer Menschen** (Subtyp 5).

Hier und bei der **Metamorphopsie** (Subtyp 3) gibt es **Übergänge** zu Derealisationsphänomenen (s. C.2.11), zur wahnhaften Personenverkennung und zu wahrnehmungsfundierten Formen der Wahnwahrnehmung. Bei diesen zum Teil schon sehr komplexen Phänomenen ist, ähnlich wie bei den Veränderungen des Farbensehens (s.o.), oft **nicht eindeutig erkennbar, inwieweit** eine Wahrnehmungsveränderung oder mehr eine Veränderung der "Gefühlscharaktere", des Stimmungsmomentes der Wahrnehmungsinhalte, vorliegt (s. hierzu GROSS und HUBER 1972, S. 124 f.).

C.2.4:

Manche hierher gehörigen Beschwerdeschilderungen zeigen **enge Beziehungen zu A.8.2:** "Ich bin so furchtbar geräusch- und lärmempfindlich, z.B. kann ich auf der Straße den Lärm und die Menschenmenge nicht ertragen." **Hier** würde **Rubrizierung** bei C.2.4 **und** A.8.2 (Subtyp 2) erfolgen, weil eine Minderung der individuellen Informationsverarbeitungskapazität in bestimmten sozialen Alltagssituationen (hier: Menschenmenge) besteht.

C.2.5:

Auch hier findet man (wie bei C.2.3) **Übergänge zur Derealisation,** z.B. in dem Statement: "Manchmal habe ich andauernd das Gefühl, als ob die Stimmen der Leute weit weg sind, alles ist dann so unwirklich."

Das **abnorm lange Haften akustischer** (oder **visueller** - C.2.3, Subtyp 12) **Reize mit nachträglichem Hören (Sehen)** von Minuten bis Stunden zuvor tatsächlich gehörten Geräuschen oder Worten ist eine Erlebnisweise, die im normalen Seelenleben als **Phänomen des Sinnengedächtnisses** bekannt ist: nachträgliches,

(Forts. C.2.5)

(Forts. C.2.5)

trügerisches, aber leibhaftiges Hören vorher vernommener Worte;
oder Sehen mikroskopischer Objekte nach arbeitsreichen Tagen
und/oder bei starker Ermüdung (s. K. JASPERS 1973, S. 57).

Manche hierher gehörigen Schilderungen der Patienten über
Qualitätsverschiebungen von Gehörswahrnehmungen (bzw. Ver-
änderungen der begleitenden Gefühlscharaktere) zeigen sehr
enge Beziehungen zu den bei A.6.1 bis A.6.3 beschriebenen
Gefühlsveränderungen im Sinne der **Anhedonie.** Über das "Ge-
fühl der Gefühllosigkeit" (A.6.3) hinaus erlebt der Patient
jede Gefühlserregung negativ getönt (A.6.2), so daß er alle
Situationen, die irgendwie emotional affizieren, zu vermeiden
versucht.

Beispiele: "Wenn ich im Radio ein Konzert höre, ist die Musik
ganz verzerrt, so daß ich mich davor ekele und mir übel wird." -
"Ich hörte alles, was die Leute sagten, mit einem so häßlichen
Klang."

C.2.7:

Diese Störung, **trotz** intakter Sinnesorgane optisch oder aku-
stisch Wahrgenommenes wiederzuerkennen, steht der optischen
und akustischen Agnosie nahe. Vermutlich handelt es sich nur
um Unterschiede im Ausprägungsgrad: bei hirnpathologisch be-
dingten Agnosien, z.B. der akustischen Agnosie bei Schläfen-
lappenherden (sog. Seelentaubheit) und ähnlich bei der opti-
schen Agnosie (Seelenblindheit) und der Prosopagnosie (Ge-
sichtsagnosie), handelt es sich um eine Unfähigkeit, die
längere Zeit besteht, nicht nur um eine nur sehr kurze Zeit
(gewöhnlich nur Sekunden) vorhandene Beeinträchtigung (Ver-
zögerung) der Fähigkeit, Wahrgenommenes, z.B. Gesichter von
guten Bekannten, zu erkennen bzw. wiederzuerkennen.

C.2.8:

Das Phänomen könnte als **"overinclusion" auf perzeptivem**
(optischem und akustischem) **Gebiet** betrachtet werden. Analoga
bei den kognitiven Denkstörungen wären dann am ehesten be-
stimmte, bei C.1.1, C.1.3 und C.1.10 rubrizierte Störungen
(s.a. Kommentar zu C.1.10 !).

Im FBF wird dieses BS unter dem Stichwort **"Reizüberflutung"**
angeführt. Der Zustand der Reizüberflutung wird in der De-
skription von C.2.8 mehr generell beschrieben (**sensorische
Überwachheit**).

Folge davon ist nach L. SÜLLWOLD die Beschwerde: "Häufig ist
es mir schon zu viel, wenn um mich herum hantiert oder ge-
sprochen wird, und ich muß mich zurückziehen, damit ich mein

(Forts. C.2.8)

Gleichgewicht wieder finde". Dieses Statement wäre im BSABS
unter A.8.2 zu registrieren.

Die weiter in diesem Zusammenhang genannten Items: "Wenn ich
mit jemandem spreche, darf mich gar nichts ablenken, sonst
kann ich dem Gespräch nicht folgen", und: "Ich kann nicht
etwas denken und gleichzeitig mitbekommen, was um mich herum
vorgeht", werden von L. SÜLLWOLD **als Unfähigkeit, die Aufmerk-
samkeit** - im notwendigen Umfang - **zu spalten, aufgefaßt.** -
Im BSABS wären diese Statements bei A.8.4 (Versagen in Si-
tuationen, die eine Spaltung der Aufmerksamkeit erfordern)
zu rubrizieren.

Hier denkt man auch an "**U n t e r** einschließung" im Sinne einer
rigiden Einengung als protektiver Bewältigungsmechanismus.

Die Beschwerdeschilderung: "Ich kann mich nicht mehr genügend
abschirmen, alles wirkt viel zu stark auf mich ein", wäre am
ehesten wieder bei C.2.8 zu registrieren.

Gewissermaßen eine **Vorstufe von C.2.8** könnte sein, wenn **nicht
alle Umgebungseindrücke** die Aufmerksamkeit des Patienten er-
regen, **sondern e i n beliebiger Reizaspekt** (Gegenstand) auf-
fällig hervortritt, obschon der Patient auf diesen gar nicht
seine Aufmerksamkeit richten möchte: s. C.2.9 ! Im FBF wird
dies in dem Statement: "Wenn ich um mich schaue, tritt manch-
mal irgendein Gegenstand auffällig hervor, obwohl ich diesen
gar nicht direkt beachte", veranschaulicht.

C.2.9:

s. Kommentar zu C.2.8 und C.2.11 ! s. hierzu HUBER und GROSS
1977, S. 136 f.

C.2.10:

Solche **Kontinuitätslücken der Wahrnehmung der eigenen Handlungen**
(des eigenen Verhaltens) können nach L. SÜLLWOLD zu der Be-
fürchtung führen, unbeabsichtigt Auffälliges, Unübliches oder
Schädliches zu tun oder bereits getan zu haben, ohne sich an
diese Handlung (Verhaltensweise) erinnern zu können.

C.2.11:

Die **erhöhte Physiognomierung der Wahrnehmungswelt** (Subtyp 2
von C.2.11) mit einem "**gesteigerten und erweiterten Hervor-
treten von Wesenseigenschaften**" wurde von P. MATUSSEK (1952)
in seinen Untersuchungen über die Wahnwahrnehmung beschrieben
und von G. HUBER (1955) kritisch kommentiert. Das Patholo-
gische sah MATUSSEK im Haftenbleiben, in der bannenden, fesseln-
den, ungewöhnlich beeindruckenden Wirkung einer an sich be-
langlosen Begebenheit, dem Blindwerden für die übrige Welt
und dem Nicht-Loskommen von dem angeklungenen Thema; hier
bestehen enge Beziehungen zum Item C.2.9. Mit der erhöhten
Physiognomierung der Wahrnehmungswelt (Subtyp 2 von C.2.11)
erlebt der Patient oft eine **erhöhte "Feinfühligkeit für Wesens-
eigenschaften"**: Er habe so treffsicher und unmittelbar den
Charakter dieser Frau erfassen können wie früher nie. Die
Stimmungslage ist gehoben, glückhaft.

C.3.1:

Das sog. **Automatosesyndrom** (s. G. HUBER 1957 b, S. 507) ist
gleichsam das **Gegenstück der Bannungszustände**, die bei C.3.2
(motorische Blockierung) rubriziert werden.

Das Basissymptom "motorische Interferenz, Automatosesyndrom,
Blickkrämpfe usw." kann auch **zusammen mit kognitiven Denk-
und Wahrnehmungsstörungen** auftreten und in **Stufe-3-Symptome**
übergehen.

C.3.2:

Die **Bannungszustände** wurden bei der Schizophrenie unter
verschiedenen Bezeichnungen: Starre- oder Sperrezustände,
verzögertes psychopathologisches Erwachen, Wachanfälle, und
**phänomenologisch identisch auch bei organischen Hirnerkran-
kungen** (Narkolepsie) **beschrieben.**

Die bei **vollem Bewußtsein** plötzlich eintretende **motorische
Blockierung** ist in der Regel vollständig, kann aber auch
- gewöhnlich nachdem sie schon einige Zeit (Minuten) bestand -
durch willensmäßige Anstrengung noch überwindbar sein (s.
G. HUBER 1957 a, S. 201).

Auch hier gibt es **Übergänge zu produktiv-psychotischen Er-
lebnisweisen**, d.h. zu Stufe-3-Symptomen, hier: zu leiblichen
Beeinflussungserlebnissen. Ein Patient, der zuvor längere Zeit
über Elektrisierungssensationen ohne das Kriterium des "Ge-
machten" (D.5) klagte, berichtete, er habe sich heute früh

(Forts. C.3.2)

(Forts. C.3.2)

unter der Einwirkung von Strahlen für mehrere Minuten nicht
mehr bewegen und nicht mehr sprechen können.

C.3.3:

Der **Automatismenverlust** ist nach L. SÜLLWOLD anscheinend eine
komplexere Störung, an deren Zustandekommen mehrere BS be-
teiligt sind, u.a. Gedächtnisstörungen (s. C.1.8 bis C.1.11)
und Ablenkbarkeit durch interne oder externe Störreize (C.1.1).

Automatismen stellen **ohne weiteres verfügbare,** durch viele
Wiederholungen **gefestigte Programme** dar, bei welchen das ab-
gelaufene Glied der Verhaltenskette der Auslöser für das
nächste Element bis zum Erreichen des Zieles ist (L. SÜLLWOLD
1986).

C.3.4:

Bei der **psychomotorischen Verlangsamung** kann es sich auch
schon um einen **BV** oder **BM** (F.2) handeln, mit deren Hilfe der
Patient versucht, BS zu kompensieren, z.B. C.3.2, C.3.3 oder
C.1.1, C.1.10. In diesem Fall wäre das Statement als **BV nur
dann** zu rubrizieren, wenn der Patient sagt, daß er - im Gegen-
satz zu früher - langsamer spreche, **weil** er jetzt Störungen
des Denkens, der Konzentration usw. habe, die nach seiner
Schilderung die Kriterien von - einem oder mehreren - C.1-BS
erfüllen.

C.3.5:

Die hier rubrizierten **Bewegungsstörungen** aus dem Bereich der
"organisch-endogenen, neurologisch-psychomotorischen Übergangs-
symptomatik" (G. HUBER 1957) wurden früher besonders bei Schizo-
phrenen vom einfachen Typ als - ähnlich wie Zweck- oder Aus-
drucksbewegungen aussehende - eigentümlich spielerische Hand-
und Fingerbewegungen beobachtet (z.B. ständiges Kneten oder Rei-
ben der Hände, zupfende und nestelnde Fingerspielereien, wie ge-
dankenverlorenes - bei manchen akuten Schizophrenien geradezu
ausdrucksdiagnostisch verwertbares - Nägelknipsen). Es handelt
sich um **motorische Entäußerungen,** die man am ehesten zu den
Pseudospontan- und **Pseudoexpressivbewegungen** rechnen kann, die
KLEIST bei basalen Hirnschädigungen beobachtete.

Manche dieser Bewegungsstörungen kann man mit **grimassierenden
Gesichtsverziehungen ohne Ausdruckswert** in Parallele setzen
und von einem "**Grimassieren der Körpermuskulatur**" sprechen:

(Forts. C.3.5)

(Forts. C.3.5)

eine dauernde, vielgestaltige, noch nicht völlig neurologische
(etwa choreiforme) Bewegungsunruhe im Bereich des Körpers
(die auch mit Grimassieren im Gesicht verbunden sein kann)
bei gleichmütig-indifferenter Stimmungslage, also ohne **innere**
Unruhe. Hinter den Bewegungsabläufen steht keine entspre-
chende Seelenbewegung, sie sind - entgegen dem Anschein -
"leer", wie automatisch, sinnlos und ohne Ausdruckscharakter.

Diese früher beschriebene neurologisch-psychomotorische Über-
gangssymptomatik (s. G. HUBER, 1957 a, S. 237) ist von den
hier (bei C.3.5) zu rubrizierenden Bewegungsstörungen dadurch
abzugrenzen, daß diese BS (wie alle anderen) vom Patienten
als Störungen (Defizienz) wahrgenommen und geschildert werden.

Allgemeine Anmerkungen zu D.1 bis D.13:

Allgemeine Kriterien der Coenästhesien sind große Mannig-
faltigkeit, rascher zeitlicher Wechsel, überwiegend paroxysma-
les oder phasenhaftes (Dauer bis zu einigen Tagen !) Auf-
treten, subjektive Neu- und Andersartigkeit, schwere Beschreib-
barkeit für den Patienten (der beim Untersucher der Eindruck
einer eigenartigen, seltsamen, z.B. bizarren Gegebenheits-
weise der Mißempfindungen entspricht).

Den Patienten fehlen wegen der schweren Beschreibbarkeit
adäquate Ausdrucksmöglichkeiten. Deswegen nehmen sie Zuflucht
zu Vergleichen und Bildern.

Besondere Gegebenheitsweise und schwere Beschreibbarkeit, se-
kundäre Verarbeitung und Umformung, Versuche zur Erklärung
und Deutung der erlebten Leibgefühlveränderungen bedingen es,
daß dem Untersucher die **Beschwerdeschilderung** oft **"verschwommen,
diffus, unpräzise, nicht festlegbar"** erscheint.

Anlaßsituationen (Auslöser) der Coenästhesien sind, abgesehen
von den bereits in den "Allgemeinen Anmerkungen" zu D im Manual
genannten, bestimmte Körper- und Kopfbewegungen, Körperhaltun-
gen und Veränderungen des eigenen Körpers gegenüber dem Raum,
gelegentlich auch Nahrungsmittel, Getränke, Kosmetika oder
Rauchen.

Auch eine **Bindung an bestimmte Tageszeiten** - besonders nachts
oder morgens - kommt vor.

Die (paroxysmalen) Coenästhesien treten in ca. 2/3 der Fälle
ohne erkennbaren Anlaß und in 2/5 mit Anlaß (Auslöser) auf.

Die Coenästhesien können Sekunden bis Tage kontinuierlich
dauern. In ca. 10 % dauern sie nur Sekunden, in je etwa 1/4
Minuten bzw. 1/4 bis 2 Stunden und in ca. 20 % mehr als

(Forts. D.1 bis D.13)

(Forts. D.1 bis D.13)

2 Stunden bis zu einigen Tagen (bei den restlichen 20 % ist
die Dauer nicht bestimmbar) (s. hierzu auch "Allgemeine Anmer-
kungen" zu D im Manual).

D.7:

Auch hier gibt es **Übergänge** von Stufe-2- zu Stufe-3-Symptomen.
So bot ein Patient, der jahrelang über kribbelnde und juckende
Hautsensationen geklagt hatte, später das Bild eines Dermato-
zoenwahns mit der Überzeugung, überall innen und unter der
Haut seien Würmer und Krankheitserreger.

D.8:

Die Erlebnisse **abnormer Schwere** und **Leichtigkeit**, von **Levitation**
und **Elevation** sind nicht selten mit **Vergrößerungssensationen**
(D.9) **verbunden.** Oft stellen sie zugleich **Körperschemastörungen**
und/oder Erlebnisse der **somatopsychischen Depersonalisation**
(D.1.1) dar.
Beispiele: "Manchmal werden die Glieder schwer, als ob Beine und
Arme nicht mehr mir gehören, sondern neben dem Körper schweben"
(D.1.1). - "Ich hatte ein Gefühl, wie wenn der Oberkörper vom
Unterkörper weg und in die Höhe schweben wollte." - "Vom Magen
steigt plötzlich eine Leere nach oben. Ich spüre dann so eine
Leere und Leichtigkeit in der Brust, als ob alles fertig, aus
sei. Die Leere und Leichtigkeit kann auch in ein Gefühl über-
gehen, als ob ich aufgeblasen wie ein Gummiballon wäre, nach
einigen Minuten ist alles wieder vorbei."

D.9:

Die anfallsartigen Sensationen des **Sich-Zusammenziehens** und
Sich-Einschnürens ("Strangulationssensationen") gehen oft mit
einem äußerst beängstigenden **Luftnot-** und **Erstickungsgefühl** ein-
her, so daß die Beschreibungskriterien der **dysästhetischen Kri-**
sen (s. G. HUBER 1957 a, S. 194, 214; 1957 b, S. 499) erfüllt
sind. Diese sind hier **nicht** - wie bei den "coenästhetischen
Herzparoxysmen" - mit Coenästhesien der Herzregion und Tachykar-
die (oder Bradykardie usw.) verbunden, **sondern** mit Sensationen
des Sich-Zusammenziehens, dadurch bedingtem Luftnot- und Er-
stickungsgefühl und (wie sonst bei dysästhetischen Krisen) der
elementaren Angst, sterben zu müssen (s. Kommentar zu D.14 !).

Erlebnisse der **Vergrößerung** und **Ausdehnung** können im Bereich
eines bestimmten Körperabschnittes mit Erlebnissen der **Ver-**
kleinerung und **Schrumpfung**, des Sich-Zusammenziehens usw.
alternieren, so daß nahezu **rhythmische Sensationen des Sich-**

(Forts. D.9)

(Forts. D.9)

Zusammenziehens und Sich-Wiederausdehnens **resultieren**.

Die Coenästhesien vom Typ D.9 sind, wie die anderen Coen-
ästhesien, während ihres akuten, intensitativ gesteigerten
paroxysmalen Auftretens mit **affektiven Wandlungen verbunden**,
wobei mit der Stärke des Affektes der "Realitätswert" zunimmt,
während die **Kritik** - die Fähigkeit zu kritischer Distanzie-
rung - schwindet und "auf der Höhe der Angst untertaucht".

<u>D.11</u>:

Wie sonst bei den Coenästhesien - und allen anderen Basis-
symptomen - kommen auch hier als Stufe 1 der BS völlig uncha-
rakteristische und diagnostisch gänzlich neutrale Schwindel-
erscheinungen bei Patienten vor, die **vorher oder nachher als
Stufe-2-Basissymptome mehr oder weniger charakteristische,
qualitativ eigen- und neuartige "vestibuläre" Sensationen**
aufweisen.

Rubrizierung im BSABS erfolgt auch hier - wie bei den anderen
BS - **nur dann, wenn** die von den Patienten wahrgenommene und
berichtete Erlebnisweise als **Stufe-2-Basissymptom vorliegt**
und/oder **wenn** (dies gilt besonders für einen Teil der dynami-
schen Basisdefizienzen) **gleichartige Erlebnisweisen** (Basis-
defizienzen) **v o r der Erkrankung** im intraindividuellen Ver-
gleich **fehlen**.

<u>D.14</u>:

Die **respiratorischen dysästhetischen Krisen** lassen von der
Trias: Coenästhesien, vegetative Störungen und elementare
Sterbeangst, zum Teil die **zentral-vegetativen Störungen ver-
missen**. Die hier oft zu beobachtende **Tachypnoe** kann auch
als psychische Reaktion auf das Erlebnis der Strangulations-
sensation und dem damit verbundenen Erstickungsgefühl aufge-
faßt werden.

Die **Abgrenzung dysästhetischer Krisen bei schizophrenen** (und
auch bei affektiven) **Psychosen gegenüber** phänomenologisch
ähnlichen Syndromen bei **Herzneurose** ("Herzhypochondrie",
"neurotische Herzphobie") ist oft nur durch die übrige Sympto-
matik: zusätzliche andere BS sowie produktiv-psychotische
Phänomene, und die Berücksichtigung der Genese: klinischer
Gesamtzusammenhang, Erfaßbarkeit mit der Methode des geneti-
schen Verstehens, Unterbrechung der Sinnkontinuität, mög-
lich.

(Forts. D.14)

(Forts. D.14)

Coenästhesien sind in der Regel **mit affektiven Störungen ver-**
knüpft und durch einen **Wechsel zwischen adäquater und inad-**
äquater, lebhafter und matter Affektivität gekennzeichnet.

Die im Zusammenhang mit den Coenästhesien - und auch mit den
zentral-vegetativen Störungen - sich einstellenden elementar-
organisch, automatisch anmutenden Affekte, Stimmungen und
Triebe (**enge Koppelung von Coenästhesie, Dysthymie und**
Asthenie - s. G. HUBER 1966, S. 420) entspringen - ohne Zu-
sammenhang mit dem übrigen Seelenleben - **unmittelbar dem**
"außerbewußten Untergrund"; d.h. sie beruhen u.E. auf einem
pathologischen cerebralen Funktionswandel, vermutlich im Be-
reich des limbischen Systems.

Coenästhetische, vegetative und affektive Störungen sind nach
dieser Auffassung als **koordinierte Symptome** aufzufassen: Die
affektiven Veränderungen sind nicht aus den erlebten Leibge-
fühlstörungen verstehend ableitbar, der Angstaffekt z.B. ist,
sofern er auftritt, im ursprünglichen Erlebnis der Coen-
ästhesien bereits enthalten und mit ihnen - jedenfalls in
Stadien starker Prozeßaktivität, so in "dysästhetischen Kri-
sen" - untrennbar verbunden.

D.15:

Coenästhetische, vegetative und affektive Störungen sind
koordinierte, in gleicher Weise primäre, nicht weiter zu-
rückführbare und nicht wechselseitig auseinander ableitbare
Symptome. **Daher können die affektiven Veränderungen,** die in
der Regel die Coenästhesien begleiten, **auch ohne Leibgefühl-**
störungen (und ohne vegetative Symptome) isoliert als - zum
Teil inhalts- und gegenstandsloser - **Angstanfall** bei Patien-
ten **auftreten,** die in anderen Stadien mit - qualitativ gleich-
artigen - Affektstörungen gekoppelte Coenästhesien (und zen-
tral-vegetative Störungen) aufweisen.

Hierzu Schilderung eines Patienten (**nach** dem Zustand !) mit
stundenweise auftretenden, mit Sterbeangst verbundenen qua-
litativ eigenartigen Kribbelsensationen in verschiedenen
Körpergebieten: "Es ist nicht so, daß ich wegen dem Kribbeln
Angst habe. Das Kribbeln **ist** die Angst" (s. G. HUBER 1957 a,
S. 193).

E.1.1:

Bei Patienten mit anfallsartigen Zuständen **gesteigerter** oder
herabgesetzter Herztätigkeit besteht gelegentlich für Monate
oder Jahre eine **Blutdrucksteigerung**, die zum Teil - aber nicht
immer - wieder **reversibel** ist. Da die erhöhten Blutdruckwerte
sich früh, gewöhnlich im 2. oder 3. Lebensjahrzehnt entwickeln,
wurde von einer "juvenilen Hypertonie" gesprochen (s. G.HUBER
1957 a, S. 222), sofern eine **internistische Erkrankung** bzw.
pathologische Befunde von internistischer Seite **ausgeschlossen**
sind.

E.1.2:

Den subjektiven Beschwerden über Wärme- und Hitzegefühl in
den Akren, im Kopfbereich oder in umschriebenen Bezirken am
Stamm können **Alterationen des Vasomotoriums** zugrundeliegen.
Bei solchen - zentral bedingten - peripheren vegetativ-vaso-
motorischen Störungen mit einem raschen Wechsel von erhöhter
und verminderter Durchblutung berichten die Patienten über
einen **raschen Wechsel von Wärme-** und **Kältegefühl.**

Neben Klagen über kalte Hände und Füße kommen auch vasomoto-
rische Störungen in Form einer **Gedunsenheit des Gesichts** oder
Ödembildungen an den Extremitätenenden vor. Bei der Unter-
suchung läßt sich dann nicht selten, besonders in aktiven
Stadien, ein deutlicher roter - seltener auch weißer oder
gemischter - **Dermographismus** nachweisen, der bis zur Quaddel-
bildung gehen kann (s. G. HUBER 1957 a, S. 226).

Beim **"Kältezittern"** ("shivering") scheint es sich um einen
pathologisch gesteigerten, d.h. schon bei relativ geringer
- und für den Untersucher nicht erkennbarer - Beanspruchung
der Temperaturregulation auftretenden, der Unterkühlung ent-
gegenwirkenden **zentral-regulatorischen Schutzmechanismus** zu
handeln, wie ihn W.R. HESS im Tierexperiment beobachtete
und als **"Reizsymptom der diencephalen Übergangszone"** auffaßte.
Ein derartiges Kältezittern mit **unkoordinierter** und **unwill-**
kürlicher Aktivität der Körpermuskulatur kann bei Schizophre-
nen also auch ohne erkennbare thermische Belastung vorkommen.

E.1.6:

Zum **"Symptom der widerspenstigen Haare"** s. G. HUBER 1957 a,
S. 234.

E.2:

Schlafstörungen werden am häufigsten durch **arbeitsmäßige
Beanspruchung** (die sehr geringfügig, sozusagen "normal"
sein kann), durch **emotionale Stimulation** (auch alltägliche
Aufregungen - "Minimalanlässe") und **Witterungseinflüsse
ausgelöst.** In der Selbstwahrnehmung und Schilderung der
Patienten werden **Zusammenhänge** mit irgendwelchen vorausge-
gangenen Ereignissen bzw. Beanspruchungen ganz **überwiegend
angegeben** (Ausnahme: s. Statement bei E.2.4).

E.3.1:

Intoleranz gegen Alkohol äußert sich am häufigsten in **Auf-
treten** oder **Verstärkung** und **Ausbreitung von Schmerzen** und
Coenästhesien. Es folgen Beschwerden wie **Übelkeit, Aufstoßen,
Appetitlosigkeit** und andere **Magen-Darm-Störungen,** dann **Benommen-
heit** und **Trunkenheit, sofortiges Einschlafen** mit **Früherwachen**
und **Schwindel** und **Ohrensausen.**

Das **Gegenstück** zu der Intoleranz gegenüber Alkohol ist ein
nicht selten von den Patienten erlebter **günstiger Effekt von
Alkoholgenuß.** Sie berichten, sie würden sich nach Alkohol
wohler und sicherer fühlen, könnten besser schlafen, z.B.:
"Nach einem Glas Pils kann ich schlafen und fühle mich wie
neugeboren." - "Wenn ich ein wenig Alkohol getrunken habe,
fühle ich mich sicher. Es ist eigenartig, der Alkohol tötet
den Empfindungsnerv" (s.a. F.6).

E.3.4:

Die Patienten, die über eine **Intoleranz gegenüber bestimmten
Speisen und Getränken** klagen, berichten nicht selten gleich-
zeitig, daß sie **nur noch bestimmte Nahrungsmittel** und Ge-
tränke vertragen und zu sich nehmen können, die sich nach
ihrer Überzeugung günstig auf ihren Gesundheitszustand aus-
wirken, z.B. Obstsäfte, natürliche Hausmittel, Laktosebrot,
Möhren, grüne Bohnen, Reis, Nudeln.

Gelegentlich berichten sie auch, daß **nicht nur die Vermeidung**
bestimmter Nahrungsmittel, **sondern allgemein die Verringerung**
der Nahrungsmittelaufnahme (der Kalorienzufuhr) **eine günstige
Wirkung** gegenüber bestimmten Symptomen - dynamischen und
kognitiven Defizienzen - habe.

Bei der **Unverträglichkeit gegenüber bestimmten, in der Luft
enthaltenen Substanzen** läßt sich - im Unterschied zu der
Intoleranz gegen Alkohol, Coffein, Nikotin und bestimmten

(Forts. E.3.4)

(Forts. E.3.4)

Speisen und Getränken - oft nicht mit Sicherheit sagen, ob
tatsächlich eine Unverträglichkeit gegenüber diesen Sub-
stanzen besteht oder ob die Patienten ihre - unabhängig davon
bestehenden - Beschwerden und Störungen (ihre Basissymptome)
aus einem allgemeinmenschlichen psychologischen Kausalitäts-
bedürfnis heraus auf Umweltverschmutzung oder bestimmte, in
der Luft tatsächlich (oder vermeintlich) enthaltene Substanzen
bzw. Verunreinigungen zurückführen.

F:

Das **Bewältigungs- bzw. Vermeidungsverhalten** der Patienten be-
zieht sich hauptsächlich auf folgende Situationen (Ereignisse)
und Beanspruchungen:

(1) **Beanspruchung durch Arbeit,** d.h. durch - mehr körper-
liche oder mehr seelisch-geistige - arbeitsmäßige oder andere
Anforderungen (einschließlich z.B. testpsychologischer oder
psychopathologischer Untersuchungen) (s. A.1).

(2) **Beanspruchung durch (affektiv primär neutrale) Alltags-
situationen, die die Informationsverarbeitungskapazität des
Patienten überfordern.** Hierher gehören ungewöhnliche, über-
raschende, neue Anforderungen; Unterhaltung von oder mit Men-
schen, Gegenwart zu vieler Menschen; zu viele oder widersprüch-
liche Reize (Informationen) bei Veranstaltungen, in Kauf-
häusern, öffentlichen Verkehrsmitteln, in der Stadt, im
Straßenverkehr; optische und/oder akustische Stimulation, z.B.
durch elektronische Medien (s. A.8.1, A.8.2).

(3) **Emotional affizierende Situationen** mit in der Regel nega-
tivem, gelegentlich auch positivem Gefühlsakzent: Verhaltens-
weisen, Äußerungen, Gespräche, Auseinandersetzungen von und
mit anderen (B.2.2), "fremdes Leid" (B.2.3), dabei auch
nicht-reale Ereignisse mit negativen Vorzeichen, soweit sie
für den Patienten vermeidbar sind (z.B. Filme, Romane, Zei-
tungslektüre, Radio- und Fernsehsendungen).

Die **Vermeidung** bzw. Kontrolle der bei (1) bis (3) angeführten
Situationen **führt zum "sekundären Autismus",** zur Minderung
(Verlust) des sozialen Kontaktes (s.a. A.8 und B.1 sowie B.2).

(4) Bestimmte **Genuß-** und **Nahrungsmittel** oder **Substanzen,** die
zu Beschwerden und Störungen führen (s.a. E.3).

(5) **Beschäftigung mit der Erkrankung,** zumal mit Erlebnissen
und Verhaltensweisen in der **früheren Psychose.** Auch allgemein
Gespräche über sog. psychische Erkrankungen (s. B.2.2).

(Forts. F)

(Forts. F)

Zunächst bewußte Bemühungen, die selbst erlebten basalen
Defizienzen zu bewältigen, können **im weiteren Verlauf** gleich-
sam einer mehr oder weniger weitgehenden **Automatisierung**
und **Fixierung** unterliegen (wie es auch für wahnhafte und
halluzinatorische Erlebnisweisen, die primär morbogen in pro-
duktiv-psychotischen Stadien als Ausdruck stärkerer Prozeß-
aktivität auftreten, möglich ist: Neigung zur Automatisie-
rung und Verfestigung auf der Grundlage einer bestimmten Per-
sönlichkeitsdisposition mit Entwicklung einer "Strukturver-
formung"). In manchen Fällen ist dann die Bezeichnung **Bewälti-
gungsmechanismen (BM) eher zutreffend als Bewältigungsver-
suche (BV).**

Die die Bewältigungsversuche betreffenden Zusatzfragen
werden im Summenwert der Basissymptome nicht berücksichtigt -
es wird also ensprechend verfahren wie im FBF.

In den Selbstschilderungen der BS durch die Patienten sind
oft schon **Bewältigungsversuche** enthalten und **schwer** von den
primären BS zu **trennen.** Eine grundsätzliche Unterscheidung ist
dennoch erforderlich (und in der Regel auch möglich), weil die
Bewältigungs- und Abschirmungspsychismen **nicht** die ursprüngli-
chen BS sind, vielmehr **Versuche,** mit ihnen fertigzuwerden.

Die **BV** in dem im BSABS gemeinten Sinne **beschränken sich auf** die
Selbsthilfestrategien gegenüber den von den Patienten als Be-
schwerde und Störung wahrgenommenen **Basisdefizienzen** (Stufe-2-
Basissymptome).

Was sonst in der Literatur als Bewältigungs- und Kompensations-
versuch bei schizophrenen Erkrankungen bezeichnet wurde, be-
zieht sich auf die **Psychose i.e.S.** (Stufe 3) und umfaßt, was
von der älteren Psychiatrie als "Wahnarbeit" beschrieben und
von den primären psychotischen Phänomenen unterschieden wurde
(s. HUBER und GROSS 1977, S. , 17 f., 105 f., 112 f.). Hier
handelt es sich gewöhnlich **nicht** um Bewältigungs- und Verar-
beitungsvorgänge, die für die soziale Anpassung und Rehabilita-
tion des Patienten nützlich sind und die z.B. bei den persistie-
renden Basisstadien maßgeblich an der hier - im Vergleich mit
den typischen Defektpsychosen (charakteristische Residuen) -
relativ günstigen sozialen Remission beteiligt sind. Hierher
gehört die von BINSWANGER (1957) dargestellte **"kompensatorische
Funktion des Wahns"** als Versuch der Erträglichmachung der un-
bestimmten und unheimlichen Wahnstimmung durch Konkretisierung,
d.h. Entwicklung ausgeformter schizophrener End- und Überbau-
phänomene, die dem Patienten einen **"Halt im Konkreten"** ver-
schaffen sollen (s. HUBER und GROSS 1977, S. 112).

Am Beispiel der Wahnwahrnehmungen der Stufe 3 läßt sich zeigen,
daß auch hier sehr häufig hinsichtlich der konkreten, besonde-
ren Bedeutung, des "psychogen-biographischen Anteils" der

(Forts. F)

(Forts. F)

Wahnwahrnehmung, keine definitive Konstanz, Transparenz und
Beruhigung für den Kranken resultiert und auch die ausge-
formten Wahnwahrnehmungen nicht uneingeschränkt i.S. der von
BINSWANGER gemeinten kompensatorischen Funktion des Wahns als
Umwandlung einer unbekannten Bedrohung in eine bekannte und
damit als durch den "Halt im Konkreten" gewonnene Beruhigung
verstanden werden können.

F.1:

Die Patienten **vermeiden Situationen**, die sich nach ihren
- im Verlauf der Erkrankung gemachten - Erfahrungen **ungünstig
auf ihren Zustand auswirken**, vermutlich deswegen, **weil sie**
- ganz allgemein formuliert - für den Kranken oder Krankge-
wesenen (und noch Basisdefizienzen aufweisenden Patienten)
eine Überbeanspruchung (Überstimulation) bedeuten, die **die
individuelle Informationsverarbeitungskapazität überschreitet.**

Jene im Kommentar zu F (s.o.) angeführten Situationen haben
zum Teil **nur** in bestimmten Stadien der Erkrankung, in "**Phasen
endogener Labilität**" (s. Kommentar zu "Allgemeine Instruktionen")
negative, ungünstige Auswirkungen, während sie zu anderen Zeiten
ohne unerwünschte Konsequenzen (d.h. ohne Manifestation oder
Verstärkung von Basisdefizienzen) toleriert werden: **intra-
individuelle endogene (morbogene) Fluktuation der BS, die auch
für die BV** und ihren Nutzen für den Patienten **von Bedeutung ist.**

Ein **ursprünglich** oder in bestimmten Stadien **nützliches** und
erwünschtes **Vermeidungsverhalten kann später** oder in anderen
Situationen nicht mehr erforderlich und nicht mehr günstig,
sondern **ungünstig für den Patienten und seine soziale Rehabili-
tation** sein. Dies kann z.B. für den **sekundären Autismus**, für
Rückzugsreaktionen der Patienten zutreffen, die an sich und
zunächst nützlich sind und das gewünschte Ziel der Inhibie-
rung einer Verstärkung oder Auslösung von BS oder psychoti-
schen Rezidiven erreichen. Die **gleichen Vermeidungs- und
Abschirmreaktionen können aber später**, wenn z.B. ein post-
psychotisches reversibles Basisstadium remittiert ist, **uner-
wünscht sein**, weil sie die Reintegration des Krankgewesenen
erschweren oder unmöglich machen.

Die **Beschäftigung mit der - früheren - Psychose** (s. B.2.2)
stellt gleichfalls eine **Situation mit potentiell negativen Kon-
sequenzen** dar, die die Patienten zu vermeiden bestrebt sind.
Auch dieser Typ einer Vermeidungsreaktion gehört hierher, ist
letztlich eine Variante des Typs 1 (F.1) der Bewältigungs-
bzw. Vermeidungsversuche.

(Forts. F.1)

(Forts. F.1)

Das **Argument: Vermeidung der Beschäftigung mit der früheren Psychose** - wegen der damit verbundenen Gefahr der Symptommanifestation oder Symptomverstärkung bzw. der Auslösung von psychotischen Rezidiven - **sei etwas anderes als die Bemühungen** der Patienten, **mit den Basisdefizienzen fertigzuwerden, ist nicht stichhaltig.** Auch die **erhöhte Beeindruckbarkeit** (B.2.1, B.2.2, B.2.3) **gehört zu den Basissymptomen. Dabei ist es kein grundsätzlicher Unterschied,** ob es sich um eine Situation handelt, die durch aktuelle Anforderungen oder soziale Kontakte überstimulierend wirkt, oder durch Berührung früherer, mehr oder weniger weit zurückliegender, emotional negativ besetzter Erlebnisse (hier z.B. Erlebnisse und Verhaltensweisen während der akuten psychotischen Exazerbationen). Die **Reaktualisierung dieser Erinnerungen** stellt für den Patienten eine aktuelle **Überstimulation** dar, die sich - wie er aus Erfahrung weiß - **ungünstig** auf seinen Zustand **auswirken** kann: Gespräche über die frühere Psychose mit dem Arzt; es genügt aber auch, wenn der Patient, ohne mit anderen darüber zu sprechen, in der Erinnerung sich mit der Psychose und ihren sozialen Konsequenzen befaßt.

Doch gibt es auch Patienten, die ohne Abwehr und Ablehnung relativ distanziert über die frühere Psychose berichten, ohne daß sich die Beschäftigung mit der Krankheit ungünstig auf ihren Zustand auswirkt.

F.2:

Verhaltensweisen bzw. Verhaltenstechniken, durch die **bestimmte Basisdefizienzen kompensiert** oder in ihren Auswirkungen gemildert werden können, sind z.B.:

(1) **gegenüber dem Verlust der Leitbarkeit der Denkvorgänge** (kognitive Denkstörungen - C.1), der **Minderung an Spannkraft, Energie** und **Ausdauer** (A.3):

> **Verlangsamung** des Arbeitstempos, **Beschränkung** auf bestimmte Tätigkeiten bzw. Teilaspekte eines Arbeitsvorgangs, **Einengung** des Aufmerksamkeitsfeldes bzw. Beschränkung auf **e i n e** Wahrnehmungsgegebenheit bei **gleichzeitiger Abschirmung** gegen andere Reize.

Hieraus resultiert dann eine "**Umstellungsunfähigkeit**", "**Rigidität**", eine Neigung zum **Schematisieren** und zur **Überdetaillierung** (s. A.8.3).

(Forts. F.2)

(Forts. F.2)

Relativ häufig können BV genauso gut bei F.1 wie bei F.2
rubriziert werden, d.h. als Vermeidungsreaktionen **oder** als
Versuche, mit bestimmten Verhaltenstechniken die BS zu
kompensieren. Wenn der Patient z.B. Umstellung vermeidet, die
Arbeiten einteilt, bestrebt ist, eins nach dem anderen zu er-
ledigen, und es so zu einer - kompensatorischen - rigiden
Einengung und Beschränkung (enges Aufmerksamkeitsspektrum =
Untereinschließung - im Gegensatz zur Übereinschließung!) als
BV gegen bestimmte BS (C.1, B.1, A.8.3) kommt, **kann man
diese BV bei F.1 einordnen**, weil nämlich der Patient Um-
stellung, Arbeit unter Zeitdruck usw. vermeidet und sich ab-
schirmt, **oder bei F.2**, weil er mit Hilfe bestimmter Verhal-
tenstechniken die BS zu kompensieren versucht.

**Unsere Konvention ist, daß wir solche BV und BM bei F.2
rubrizieren !**

(2) **bei Coenästhesien** (D)

> **versuchen** die Patienten, durch **Bewegungen** ("Gegen-die
> Brust-Trommeln", gymnastische Übungen u.ä.) und andere
> **"Gegenmaßnahmen"** (z.B. bei thermischen Sensationen durch
> "Kühlung mit feuchten Lappen") die Beschwerden zu be-
> kämpfen.

Hier ist man im Zweifel, ob man diese Reaktion auf die BS
als - grundsätzlich nützliche und erfolgversprechende - BV
oder BM auffassen kann.

(3) **bei erhöhter Erschöpfbarkeit** (A.1)

> **versuchen** die Patienten, durch **Einlegung von Ruhepausen**
> (sie legen oder setzen sich, sie gehen früh zu Bett oder
> bleiben überhaupt im Bett liegen) die Schwäche und Müdig-
> keit usw. zu bekämpfen bzw. zu mildern. Hierher gehört
> auch die aufgrund früherer negativer Erfahrungen sich
> entwickelnde Einstellung, sich **nicht anstrengen** zu dürfen,
> die objektiv als "Sich-Hängenlassen" imponieren kann.

Auch diese Verhaltensweisen sind zum Teil noch nicht als der
Kompensation dienende BV anzusehen, sondern eher als unmittel-
bare Reaktion auf das elementare BS der erhöhten Erschöpfbar-
keit. Eher wird man von einem echten BV sprechen, wenn es
dem Patienten durch Einlegen von Ruhepausen und/oder frühes
Zu-Bett-Gehen, dann auch unter Inkaufnahme einer Vita minor,
gelingt, bestimmten arbeitsmäßigen Anforderungen doch noch
zu genügen.

(Forts. F.2)

(Forts. F.2)

(4) **bei erhöhter Beeindruckbarkeit** (B.2.1 bis B.2.3)

versuchen die Patienten - sofern sie nicht die erhöht beeindruckenden Situationen vermeiden können (dann F.1) - sich - z.B. durch Gartenarbeit - **abzulenken,** um so die Auswirkungen der erhöhten Beeindruckbarkeit und auch der erhöhten Erregbarkeit nach außen (B.2.4) zu inhibieren oder zu mildern.

(5) **bei Störungen der expressiven Sprache** (C.1.11)

versuchen die Patienten, durch **Wiederholen** eingeschliffener Wendungen und allgemeiner Sentenzen - bis hin zu Sprachstereotypien - die Basisdefizienzen zu kompensieren oder zu mildern bzw. zu kaschieren.

Wenn sie **Gespräche überhaupt** zu **vermeiden** suchen oder im Gespräch schweigen, wäre dieser BV **bei F.1** zu **rubrizieren** !

Weiterführende Literatur

Berner, P.: Psychiatrische Systematik. 3. Aufl. Huber, Bern
Stuttgart Wien 1982

Chapman, J.: The early symptoms of schizophrenia. Brit. J.
Psychiatr. 112 (1966) 225-251

Freedman, G.J.: The subjective experience of perceptual and
cognitive disturbances in schizophrenia. Arch. Gen. Psychiatr.
30 (1974) 333-340

Gross, G.: Basissymptome und Basisstadien bei Zyklothymie. In:
G. Huber (Hrsg.): Zyklothymie - offene Fragen. Das ärzt-
liche Gespräch, 41. Tropon, Köln 1986

Gross, G., G. Huber: Sensorische Störungen bei Schizophrenien.
Arch. Psychiatr. Nervenkr. 216 (1972) 119-130

Gross, G., G. Huber: Die Bedeutung diagnostischer Konzepte und
Kriterien für die biologisch-psychiatrische Forschung bei
schizophrenen und schizoaffektiven Psychosen. In: A. Hopf,
H. Beckmann (Hrsg.): Forschungen zur Biologischen Psych-
iatrie. Springer, Berlin Heidelberg New York 1984

Gross, G., G. Huber: Das Konzept der Basissymptome in der
klinischen Anwendung. In: W. Janzarik (Hrsg.): Psychopatho-
logie und Praxis. Enke, Stuttgart 1985

Gross, G., G. Huber. Classification and prognosis of schizo-
phrenic disorders in the light of the Bonn follow-up studies.
Psychopathology 19 (1986) 50-59

Gross, G., G. Huber, B. Armbruster: Schizoaffective psychoses -
long-term prognosis and symptomatology. In: A. Marneros,
M.T. Tsuang (eds.): The schizoaffective psychoses. Springer,
Berlin Heidelberg New York 1986

Gross, G., J. Klosterkötter: Wahrnehmungs- und Handlungsstö-
rungen bei Schizophrenien. In: F. Böcker (Hrsg.): Brennpunkte
in der Psychiatrie. Springer, Berlin Heidelberg New York
1987 (im Druck)

Hasse-Sander, I., G. Huber, G. Gross, R. Schüttler: Testpsycho-
logisch-psychopathologische Untersuchungen bei schizophrenen
Residualsyndromen. In: G. Huber (Hrsg.): Ätiologie der Schi-
zophrenien. Bestandsaufnahme und Zukunftsperspektiven.
Schattauer, Stuttgart New York 1971

Hasse-Sander, I., G. Gross, G. Huber, S. Peters, R. Schüttler:
Testpsychologische Untersuchungen in Basisstadien und rei-
nen Residualzuständen schizophrener Erkrankungen. Arch.
Psychiatr. Nervenkr. 231 (1982) 235-249

180

Huber, G.: Das Wahnproblem (1939 bis 1954). Fortschr. Neurol.
Psychiatr. 23 (1955) 6-58

Huber, G.: Pneumencephalographische und psychopathologische
Bilder bei endogenen Psychosen. Springer, Berlin Göttingen
Heidelberg 1957 a

Huber, G.: Die coenästhetische Schizophrenie. Fortschr. Neurol.
Psychiatr. 25 (1957 b) 491-520

Huber, G.: Chronische Schizophrenie. Synopsis klinischer und
neuroradiologischer Untersuchungen an defektschizophrenen
Anstaltspatienten. Dr. Hüthig, Heidelberg Frankfurt 1961

Huber, G.: Reine Defektsyndrome und Basisstadien endogener
Psychosen. Fortschr. Neurol. Psychiatr. 34 (1966) 409-426

Huber, G.: Verlaufsprobleme schizophrener Erkrankungen.
Schweiz. Arch. Neurol. Neurochir. Psychiatr. 101 (1968)
346-368

Huber, G.: Aktuelle Aspekte der Schizophrenieforschung. In:
G. Huber (Hrsg.): Schizophrenie und Zyklothymie. Ergebnisse
und Probleme. Thieme, Stuttgart 1969

Huber, G.: Psychiatrie. Systematischer Lehrtext für Studenten
und Ärzte. 3. Aufl. Schattauer, Stuttgart New York 1981

Huber, G. (Hrsg.): Endogene Psychosen: Diagnostik, Basissymptome
und biologische Parameter. 5. "Weißenauer" Schizophrenie-
Symposion (mit Beiträgen von V. Alsen et al.; B. Armbruster
et al.; W.v. Baeyer; P. Berner; E. Gabriel et al.; H. Giedke
et al.; G. Gross et al.; P. Hartwich; R. Isele und J. Angst;
K. Koehler; N. Matussek; H. Penin et al.; P. Propping et al.;
E.-R. Rey und J. Oldigs; C. Schubart et al.; R. Schüttler
et al.; L. Süllwold; E. Zerbin-Rüdin). Schattauer, Stutt-
gart New York 1982

Huber, G.: Das Konzept substratnaher Basissymptome und seine
Bedeutung für Theorie und Therapie schizophrener Erkrankun-
gen. Nervenarzt 54 (1983) 23-32

Huber, G. (Hrsg.): Basisstadien endogener Psychosen und das
Borderline-Problem. 6. "Weißenauer" Schizophrenie-Symposion
(mit Beiträgen von B. Armbruster; P. Berner et al.; B. Bo-
gerts; G. Gross; R.E. Kendell; J. Klosterkötter; K. Koehler
und H. Saß; H.H. Kornhuber; G. Nestadt und P.R. McHugh;
H. Saß und K. Koehler; R. Schüttler et al.; M. Stone;
E. Straube und H. Heimann; L. Süllwold). Schattauer, Stutt-
gart New York 1985 a

Huber, G.: Newer concepts of basic disorders and basic symptoms
in endogenous psychoses. Symposion at the VIIth World Con-
gress of Psychiatry, Vienna 1983 (with contributions by
B. Armbruster; P. Berner et al.; G. Gross; K. Koehler and
H. Sauer; J. Klosterkötter; U.H. Peters; R. Schüttler;
L. Süllwold). In: Psychiatry: The state of the art, Vol. 1.
Ed. by P. Pichot, P. Berner, R. Wolf, K. Thau. Plenum Press,
London New York 1985 b (pp. 459-511)

Huber, G.: Negative or basic symptoms in schizophrenia and
affective illness. Symposion at the IVth World Congress of
Biological Psychiatry, Philadelphia 1985 (with contributions
by N.C. Andreasen; B. Armbruster and J. Klosterkötter;
T.J. Crow et al.; G. Gross; J.S. Strauss; L. Süllwold and
J. Herrlich; J. Zubin) (1985 c, in press)

Huber, G.: Das körperliche Krankheitsmodell der endogenen Psy-
chosen. In: F. Böcker (Hrsg.): Brennpunkte in der Psychia-
trie. Springer, Berlin Heidelberg New York 1987 (im Druck)

Huber, G., G. Gross: Wahn. Eine deskriptiv-phänomenologische
Untersuchung schizophrenen Wahns. Enke, Stuttgart 1977

Huber, G., G. Gross, R. Schüttler: Schizophrenie. Eine ver-
laufs- und sozialpsychiatrische Langzeitstudie. Monogra-
phien aus dem Gesamtgebiete der Psychiatrie, Bd. 21.
Springer, Berlin Heidelberg New York 1979 (Nachdruck 1984)

Huber, G., H. Penin: Klinisch-elektroencephalographische Korre-
lationsuntersuchungen bei Schizophrenen. Fortschr. Neurol.
Psychiatr. 36 (1968) 641-659

Janzarik, W.: Dynamische Grundkonstellationen in endogenen
Psychosen. Ein Beitrag zur Differentialtypologie der Wahn-
phänomene. Springer, Berlin Göttingen Heidelberg 1959

Janzarik, W.: Schizophrene Verläufe. Eine strukturdynamische
Interpretation. Springer, Berlin Heidelberg New York 1968

Janzarik, W.: Nosographie und Einheitspsychose. In: G. Huber
(Hrsg.): Schizophrenie und Zyklothymie. Ergebnisse und
Probleme. Thieme, Stuttgart 1969

Janzarik, W.: Der schizoaffektive Zwischenbereich. Nervenarzt
51 (1980) 272-279

Janzarik, W.: Basisstörungen. Eine Revision mit strukturdyna-
mischen Mitteln. Nervenarzt 54 (1983) 122-130

Jaspers, K.: Allgemeine Psychopathologie. 9. Aufl. Springer
Berlin Heidelberg New York 1973

Klosterkötter, J.: Basissymptome und Endphänomene der Schizo-
    phrenie. Eine empirische Untersuchung psychopathologischer
    Übergangsreihen zwischen defizitären und produktiven Schi-
    zophreniesymptomen. (1987, in Vorbereitung)

Klosterkötter, J., G. Gross: Wahrnehmungsfundierte Wahnwahr-
    nehmungen. In: F. Böcker (Hrsg.): Brennpunkte in der Psych-
    iatrie. Springer, Berlin Heidelberg New York 1987 (im Druck)

Matussek, P.: Untersuchungen über die Wahnwahrnehmung. Arch.
    Psychiatr. Z. Neurol. 189 (1952) 279-319

Mundt, Ch.: Das residuale Apathiesyndrom bei Schizophrenen.
    Nervenarzt 54 (1983) 131-138

Schneider, K.: Klinische Psychopathologie. 13. unveränderte
    Auflage mit einem Kommentar von G. Huber und G. Gross.
    Thieme, Stuttgart 1987

Süllwold, L.: Symptome schizophrener Erkrankungen. Monogra-
    phien aus dem Gesamtgebiete der Psychiatrie, Bd. 13.
    Springer, Berlin Heidelberg New York 1977

Süllwold, L.: Schizophrenie. 2. Aufl. Kohlhammer, Stuttgart
    1986

Süllwold, L., G. Huber: Schizophrene Basisstörungen. Monogra-
    phien aus dem Gesamtgebiete der Psychiatrie, Bd. 42.
    Springer, Berlin Heidelberg New York 1986

Zubin, J., B. Spring: Vulnerability - A new view of schizo-
    phrenia. J. Abnorm. Psychol. 86 (1977) 103-126

---

3. D o k u m e n t a t i o n s b o g e n

Allgemeine Angaben

Name: Vorname:

geb.:   Familienstand:

Schulbildung: Beruf:

Letzte Tätigkeit als:

Verlaufsdauer seit
  1. Prodrom:
  1. Psychosemanifestation:

Anzahl psychotischer Manifestationen:
(bis zum Untersuchungszeitpunkt)

Stadium der Erkrankung
(zutreffendes Stadium, falls bereits zu entscheiden,
ankreuzen oder mit "fraglich" kennzeichnen)

Präpsychotisches Basisstadium: seit:

   Vorpostensyndrom:
   Prodrom:

Intrapsychotisches Basisstadium:

Postpsychotisches Basisstadium: seit:

   reversibel (< 3 Jahre):
   irreversibel (> 3 Jahre):

Medikation:

Erfaßter Dokumentationszeitraum:

Datum der Untersuchung:

---

* Der Dokumentationsbogen ist im Buchhandel zu
  jeweils 50 Stück gesondert erhältlich (ISBN 3-540-17403-6).

Beachten Sie bitte die im BSABS-Manual angegebenen
Instruktionen !

Die **hier** bei den Items angegebene Seitenzahl bezieht
sich auf die ausführliche Beschreibung des betreffenden
Basissymptoms im BSABS-Manual.

---

v o r h a n d e n ?

<u>**ja**</u>   <u>**nein**</u>   <u>**fragl.**</u>

A   **DYNAMISCHE DEFIZIENZEN MIT DIREKTEN
MINUSSYMPTOMEN** (S.8)

A.1   **Erhöhte Erschöpfbarkeit** (S.8)

- -

A.1.1   Erschöpfbarkeit, Ermüdbarkeit ...
(o h n e IMS) (S.8) ☐ ☐ ☐

       BV * ? Typ: F ... (z.R. ** bei F !)

- -

A.1.2   Erschöpfbarkeit und Ermüdbarkeit
(m i t IMS ***) (S.9) ☐ ☐ ☐

       IMS-1 (innere Erregung, Unruhe) ☐

       IMS-2 (Schlafstörungen) ☐

       IMS-3 (zwanghaftes Grübeln ...) ☐

       IMS-4 (Coenästhesien) ☐

       IMS-5 (z.-vegetative Störungen) ☐

       IMS-6 (Konzentrationsstörungen) ☐

       BV ? Typ: F ... (z.R. bei F !)

A.2   **Erhöhtes Schlafbedürfnis** (S.11) ☐ ☐ ☐

A.3   **Minderung an Spannkraft, Energie;
Ausdauer, "Geduld"** (S.12)

- -

A.3.1   Minderung an Spannkraft und
Energie (S.12) ☐ ☐ ☐

       BV ? Typ: F ... (z.R. bei F !)

- -

A.3.2   Minderung an Ausdauer und
"Geduld" (S.13) ☐ ☐ ☐

---

   * = Bewältigungsversuch
  ** = Zusätzliche Rubrizierung
*** = Zutreffende(s) IMS ankreuzen

		vorhanden?		
		ja	**nein**	**fragl.**

A.4	**Minderung an Antrieb, Aktivität, Schwung, Elan, Initiative** (S.14)	☐	☐	☐
A.5	**Mangelnde Entscheidungsfähigkeit, Entschlußschwäche, Unschlüssigkeit** (S.15)	☐	☐	☐
A.6	**Affektive Veränderungen** (S.16)			
A.6.1	Veränderungen von Grundstimmung und emotionaler Resonanzfähigkeit (S.16)	☐	☐	☐
A.6.2	Unfähigkeit zur Diskriminierung verschiedener Gefühlsqualitäten (S.17)	☐	☐	☐
A.6.3	Abschwächung bejahender Fremdwert- und Sympathiegefühle (S.18)	☐	☐	☐
A.6.4	Minderung des Kontaktbedürfnisses (S.19)	☐	☐	☐
A.6.5	Phasenhafte depressive Verstimmungen (S.20)	☐	☐	☐

ja   nein

Hypomanische Phasen ?   ☐   ☐

Coenästhesien ?   ☐   ☐

Typ (s.S.

☐   ☐   ☐   ☐   ☐   ☐   ☐
D.1   D.1.1   D.2   D.3   D.4   D.5   D.6

☐   ☐   ☐   ☐   ☐   ☐   ☐
D.7   D.8   D.9   D.10   D.11   D.12   D.13

A.7	**Störung der Kontaktfähigkeit und des In-Erscheinung-Tretens** (S.21)	☐	☐	☐
A.7.1	Minderung der Kontaktfähigkeit bei vorhandenem Kontaktwunsch (S.21)	☐	☐	☐
A.7.2	Störung des In-Erscheinung-Tretens (S.22)	☐	☐	☐

BV ?   Typ: F ... (z.R. bei F !)

v o r h a n d e n ?

<u>ja</u>   <u>nein</u>   <u>fragl.</u>

**A.8   Minderung der psychischen Belastungs-
         fähigkeit gegenüber bestimmten Stressoren
         (S.23)**

- -

**A.8.1   ... gegenüber ungewöhnlichen, unerwarte-
           ten, besonderen, neuen Anforderungen
           (S.24)**   ☐   ☐   ☐

(s.a. B.1.2 - dort mit IMS)

BV ? Typ: F ... (z.R. bei F !)

- -

**A.8.2   ... gegenüber bestimmten alltäglichen,
           primär affektiv neutralen sozialen Si-
           tuationen (S.25)**   ☐   ☐   ☐

(s.a. B.1.3 - dort mit IMS)

Auslösende Situation - Subtyp ?

1 (Unterhaltung, Besuche)   ☐

**2 (Gegenwart zu vieler Menschen,
   "Trubel", "Rummel", Kaufhäuser)**   ☐

**3 (optische u./o. akustische
   Stimulation)**   ☐

oder: ?

- -

**A.8.3   ... gegenüber Arbeit unter Zeitdruck oder
           gegenüber rasch wechselnden unterschied-
           lichen Anforderungen (S.26)**   ☐   ☐   ☐

(s.a. B.1.4 - dort mit IMS)

BV ? Typ: F ... (z.R. bei F !)

- -

**A.8.4   Unfähigkeit, die Aufmerksamkeit zu
           spalten (S.27)**   ☐   ☐   ☐

BV ? Typ: F ... (z.R. bei F !)

v o r h a n d e n ?

<u>ja</u>   <u>nein</u>   <u>fragl.</u>

B   **DYNAMISCHE DEFIZIENZEN MIT INDIREKTEN MINUSSYMPTOMEN** (S.28)

B.1   **Minderung der psychischen Belastungsfähig-keit gegenüber bestimmten Stressoren** (S.29)

- -

B.1.1 ... gegenüber körperlicher u./o. psychischer arbeitsmäßiger Beanspruchung (S.30)   ☐ ☐ ☐

       IMS-1 (innere Erregung, Unruhe) ☐

       IMS-2 (Schlafstörungen) ☐

       IMS-3 (zwanghaftes Grübeln ...) ☐

       IMS-4 (Coenästhesien) ☐

       IMS-5 (z.-vegetative Störungen) ☐

       IMS-6 (Konzentrationsstörungen) ☐

       BV ? Typ: F ... (z.R. bei F !)

- -

B.1.2 ... gegenüber ungewöhnlichen, unerwarteten, besonderen, neuen Anforderungen (s.S.31) **(s.a. A.8.1 - dort ohne IMS)** ☐ ☐ ☐

       IMS (s. B.1.1):

       ☐   ☐   ☐   ☐   ☐   ☐

       -1   -2   -3   -4   -5   -6

       BV ? Typ: F ... (z.R. bei F !)

- -

B.1.3 ... gegenüber bestimmten alltäglichen, primär affektiv neutralen sozialen Situationen (s.S.32) ☐ ☐ ☐

       (s.a. A.8.2 - dort ohne IMS)

       IMS (s. B.1.1):

       ☐   ☐   ☐   ☐   ☐   ☐

       -1   -2   -3   -4   -5   -6

       Auslösende Situation - Subtyp ?

       1 (Unterhaltung, Besuche) ☐

       2 (Gegenwart zu vieler Menschen, "Trubel", "Rummel", Kaufhäuser) ☐

       3 (optische u./o. akustische Stimulation) ☐

       oder: ?

       BV ? Typ: F ... (z.R. bei F !)

- -

v o r h a n d e n ?
ja   nein   fragl.

B.1.4 ... gegenüber Arbeit unter Zeitdruck oder
gegenüber rasch wechselnden unterschied-
lichen Anforderungen (S.33)   ☐ ☐ ☐

(s.a. A.8.3 - dort ohne IMS)

IMS-1 (innere Erregung, Unruhe) ☐

IMS-2 (Schlafstörungen) ☐

IMS-3 (zwanghaftes Grübeln) ☐

IMS-4 (Coenästhesien) ☐

IMS-5 (z.-vegetative Störungen) ☐

IMS-6 (Konzentrationsstörungen) ☐

BV ? Typ: F ... (z.R. bei F !)

B.1.5 ... gegenüber Witterungseinflüssen
(S.34)   ☐ ☐ ☐

IMS (s. B.1.4)

☐   ☐   ☐   ☐   ☐   ☐
-1 -2 -3 -4 -5 -6

B.1.6 ... gegenüber emotional affizierenden Er-
eignissen mit IMS obligat und gewöhnlich
ausschließlich in Form von Coenästhesien
(S.35)   ☐ ☐ ☐

B.2   **Erhöhte Beeindruckbarkeit; erhöhte
Erregbarkeit (S.36)**

B.2.1 Erhöhte Beeindruckbarkeit durch alltäg-
liche Ereignisse (S.37)   ☐ ☐ ☐

IMS (s. B.1.4)

☐   ☐   ☐   ☐   ☐
-1 -2 -3 -5 -6   (-4 s. B.1.6 !)

BV ? Typ: F ... (z.R. bei F !)

B.2.2 Erhöhte Beeindruckbarkeit durch Ver-
haltensweisen anderer, die den Patienten
persönlich betreffen (S.38)   ☐ ☐ ☐

IMS (s. B.1.4)

☐   ☐   ☐   ☐   ☐
-1 -2 -3 -5 -6   (-4 s. B.1.6 !)

BV ? Typ: F ... (z.R. bei F !)

----

v o r h a n d e n ?

ja   **nein**   **fragl.**

B.2.3 Erhöhte Beeindruckbarkeit durch
"fremdes Leid" (S.39) ☐   ☐   ☐

IMS-1 (innere Erregung, Unruhe) ☐

IMS-2 (Schlafstörungen) ☐

IMS-3 (zwanghaftes Grübeln ...) ☐

IMS-5 (z.-vegetative Störungen) ☐

IMS-6 (Konzentrationsstörungen) ☐

(IMS-4 s. B.1.6!)

BV ? Typ: F ... (z.R. bei F !)

B.2.4 Erhöhte Erregbarkeit und Reizbarkeit
(S.40) ☐   ☐   ☐

BV ? Typ: ... (z.R. bei F !)

B.3 **Erhöhte Reflexivität; Zwang, Phobie,
autopsychische Depersonalisation
(S.41)**

B.3.1 Erhöhte Reflexivität: Verlust an
Naivität, Unbekümmertheit, Unbe-
fangenheit (S.41) ☐   ☐   ☐

BV ? Typ: F ... (z.R. bei F !)

B.3.2 Zwangsphänomene (S.42) ☐   ☐   ☐

BV ? Typ: F ... (z.R. bei F !)

B.3.3 Phobien (S.43) ☐   ☐   ☐

BV ? Typ: F ... (z.R. bei F !)

B.3.4 Autopsychische Depersonalisation
(S.44) ☐   ☐   ☐

v o r h a n d e n ?

<u>ja</u>   <u>nein</u>   <u>fragl.</u>

C   KOGNITIVE DENK-, WAHRNEHMUNGS- UND HANDLUNGS- (BEWEGUNGS-)STÖRUNGEN   (S.45)

C.1   Kognitive Denkstörungen   (S.46)

C.1.1   Gedankeninterferenz   (S.46)   ☐   ☐   ☐

   BV ?   Typ: F ... (z.R. bei F !)

C.1.2   Zwangähnliches Perseverieren bestimmter Bewußtseinsinhalte   (S.47)   ☐   ☐   ☐

   Subtyp ?

   1 (zurückliegende Vorgänge)   ☐

   2 (zukunftsbezogene Bewußtseins-
     inhalte)   ☐

C.1.3   Gedankendrängen, Gedankenjagen   (S.49)   ☐   ☐   ☐

C.1.4   Blockierung des jeweiligen Gedanken-
        ganges   (S.50)   ☐   ☐   ☐

   Subtyp ?

   1 (reine Blockierung)   ☐

   2 (reines Fading)   ☐

   3 (Gedankenschwund und
     -interferenz simultan)   ☐

   4 (Gedankenblockierung und
     -interferenz sukzessiv)   ☐

   5 ("Fadenverlieren")   ☐

   BV ?   Typ: ... (z.R. bei F !)

C.1.5   Störung der Konzentrationsfähigkeit
        (S.53)   ☐   ☐   ☐

C.1.6   Störung der rezeptiven Sprache (S.54)   ☐   ☐   ☐

   Subtyp ?

   1 (visuell)   ☐

   2 (akustisch)   ☐

   BV ?   Typ: ... (z.R. bei F !)

C.1.7   Störung der expressiven Sprache (S.56)   ☐   ☐   ☐

   BV ?   Typ: ... (z.R. bei F !)

---

v o r h a n d e n ?

<u>**ja**</u>   <u>**nein**</u>   <u>**fragl.**</u>

C.1.8   Störungen des unmittelbaren Behaltens
(S.58)   ☐ ☐ ☐

C.1.9   Störungen des Kurzzeitgedächtnisses
(S.59)   ☐ ☐ ☐

C.1.10 Besonders strukturierte Störungen des
Langzeitgedächtnisses (S.60)   ☐ ☐ ☐

C.1.11 Nicht rubrizierbare Gedächtnisstörungen
(S.61)   ☐ ☐ ☐

C.1.12 Verlangsamung und Erschwerung der
Denkvorgänge (S.62)   ☐ ☐ ☐

C.1.13 Störung der Denkinitiative und ge-
danklichen Intentionalität (S.63)   ☐ ☐ ☐

C.1.14 Störung der Revisualisation (S.64)   ☐ ☐ ☐

C.1.15 Störung der Diskriminierung von Vor-
stellungen und Wahrnehmungen bzw. von
Phantasie- und Erinnerungsvorstellungen
(S.65)   ☐ ☐ ☐

Subtyp ?

1 (von Vorstellungen und Wahr-
nehmungen)   ☐

2 (von Phantasie- und Erinne-
rungsvorstellungen)   ☐

C.1.16 Störung der Symbolerfassung (Kon-
kretismus) (S.66)   ☐ ☐ ☐

BV ? Typ: F ... (z.R. bei F !)

C.1.17 "Subjekt-Zentrismus" - Eigenbeziehungs-
tendenz (S.67)   ☐ ☐ ☐

───

v o r h a n d e n ?

<u>**ja**</u>   <u>**nein**</u>   <u>**fragl.**</u>

C.2   **Kognitive Wahrnehmungsstörungen**
       (S.68)

C.2.1 Verschwommen- und Trübsehen. Passagere
       Blindheit. Partielles Sehen (S.69)   ☐   ☐   ☐

       Subtyp ?

       1 (Verschwommen-, Trübsehen ...)   ☐

       2 (passagere Blindheit)   ☐

       3 (partielles Sehen)   ☐

C.2.2 Lichtüberempfindlichkeit, Überempfind-
       lichkeit gegenüber bestimmten visuellen
       Reizen. Photopsien (S.70)   ☐   ☐   ☐

       Subtyp ?

       1 (Licht, bestimmte visuelle
         Wahrnehmungsobjekte)   ☐

       2 Photopsien   ☐

C.2.3 Andere optische Wahrnehmungsstörungen
       (S.71)   ☐   ☐   ☐

       Subtyp ?

       1 (Porropsie, Nahsehen)   ☐

       2 (Mikro-, Makropsie)   ☐

       3 (Metamorphopsie)   ☐

       4 (Veränderungen des Farben-
         sehens, Farbigsehen)   ☐

       5 (Wahrnehmungsveränderungen an
         Gesicht u./o.Gestalt anderer)   ☐

       6 (Wahrnehmungsveränderungen am
         eigenen Gesicht)   ☐

       7 (Scheinbewegungen von Wahr-
         nehmungsobjekten)   ☐

       8 (Doppelt-, Schief-, Schräg-
         u. Verkehrt-Sehen)   ☐

       9 (Störungen der Schätzung von
         Entfernungen, Größe von Gegen-
         ständen)   ☐

      10 (Auflösung der Geradlinigkeit
         gegenständlicher Konturen)   ☐

      11 (Dysmegalopsie)   ☐

      12 (Abnorm langes Haften optischer
         Reize, nachträgliches Sehen)   ☐

---

v o r h a n d e n ?

ja   **nein**   **fragl.**

C.2.4 Geräuschüberempfindlichkeit. Akoasmen (S.74) ☐ ☐ ☐

Subtyp ?

1 (Geräusche, Lärm, allgemein akustische Reize) ☐

2 (Akoasmen) ☐

C.2.5 Veränderungen von Gehörswahrnehmungen (S.75) ☐ ☐ ☐

Subtyp ?

1 (Intensität/Qualität von Gehörswahrnehmungen) ☐

2 (Abnorm langes Haften akustischer Reize, nachträgliches Hören von Geräuschen) ☐

C.2.6 Wahrnehmungsveränderungen auf olfaktorischem, gustatorischem oder sensiblem (taktilem) Gebiet (S.76) ☐ ☐ ☐

Subtyp ?

1 (olfaktorisch) ☐

2 (gustatorisch) ☐

3 (taktil) ☐

C.2.7 Störung der Erfassung der Bedeutung von Wahrnehmungen (S.77) ☐ ☐ ☐

C.2.8 Sensorische Überwachheit (S.78) ☐ ☐ ☐

C.2.9 Fesselung (Bannung) durch Wahrnehmungsdetails (S.79) ☐ ☐ ☐

C.2.10 Störungen der Kontinuität der Wahrnehmung der eigenen Handlungen (S.80) ☐ ☐ ☐

C.2.11 Derealisation (S.81) ☐ ☐ ☐

Subtyp ?

1 (Einbuße an Physiognomierung, Entfremdung der Wahrnehmungswelt) ☐

2 (Zunahme der Physiognomierung) ☐

v o r h a n d e n ?

ja   **nein**   **fragl.**

		ja	nein	fragl.
C.3	**Kognitive Handlungs- (Bewegungs-) Störungen** (S.83)			
C.3.1	Motorische Interferenz. Automatose-syndrom (S.83)	☐	☐	☐
C.3.2	Motorische Blockierung. Bannungs-zustände (S.85)	☐	☐	☐
C.3.3	Verlust automatisierter Fertigkeiten (Automatismenverlust) (S.86)	☐	☐	☐
C.3.4	Psychomotorische Verlangsamung, Störung der psychomotorischen Organisation der Sprache (S.87)	☐	☐	☐

Subtyp ?

1 (Verlangsamung psychomoto-
   rischer Abläufe) ☐

2 (Verlangsamung des Sprechens) ☐

		ja	nein	fragl.
C.3.5	Selbst wahrgenommene Bewegungsstörungen i.S. extrapyramidal aussehender und ticartiger Hyperkinesen (S.88)	☐	☐	☐

		ja	nein	fragl.
D	**COENÄSTHESIEN** (S.89)			
D.1	Taubheits- und Steifigkeitsempfindungen (S.91)	☐	☐	☐
D.1.1	Entfremdungserlebnisse am eigenen Körper - somatopsychische Depersona-lisation (S.92)	☐	☐	☐
D.2	Sensationen motorischer Schwäche ("Lähmungssensationen") (S.93)	☐	☐	☐
D.3	Mehr umschriebene Schmerzsensationen (S.94)	☐	☐	☐

BV ? Typ: ... (z.R. bei F !)

v o r h a n d e n ?

ja   **nein**   **fragl.**

		ja	nein	fragl.
D.4	Wandersensationen (S.96)	☐	☐	☐
D.5	Elektrisierungssensationen (S.97)	☐	☐	☐
D.6	Thermische Sensationen (Hitze- und Kälteempfindungen) (S.98)	☐	☐	☐
D.7	Bewegungs-, Zug- und Druckempfindungen im Körperinneren oder an der Körperoberfläche (S.99)	☐	☐	☐
D.8	Sensationen abnormer Schwere, Leichtigkeit und Leere, Fall- und Sink-, Levitations- und Elevationsphänomene (S.102) BV ? Typ: ... (z.R. bei F !)	☐	☐	☐
D.9	Sensationen der Verkleinerung, Schrumpfung und Einschnürung, der Vergrößerung und Ausdehnung (S.103) BV ? Typ: ... (z.R. bei F !)	☐	☐	☐
D.10	Kinästhetische Sensationen (S.105)	☐	☐	☐
D.11	Sog. vestibuläre Sensationen. Qualitativ eigenartige Raumsinn- und Gleichgewichtsstörungen (S.106)	☐	☐	☐
D.12	Sensorisch und sensibel ausgelöste Dysästhesien (S.107)	☐	☐	☐
D.13	Nicht rubrizierbare Coenästhesien (S.108)	☐	☐	☐
D.14	Dysästhetische Krisen (S.109)	☐	☐	☐
D.15	Paroxysmale (nicht ausgelöste, endogene) Angstzustände ohne Coenästhesien (S.111)	☐	☐	☐

v o r h a n d e n ?

<u>ja</u>   <u>nein</u>   <u>fragl.</u>

E   **ZENTRAL-VEGETATIVE STÖRUNGEN INCL. SCHLAFSTÖRUNGEN UND INTOLERANZ GEGEN BESTIMMTE SUBSTANZEN** (S.112)

E.1   **Zentral-vegetative Störungen** (S.112)

E.1.1   Paroxysmen von Tachykardie oder Bradykardie (S.113)   ☐ ☐ ☐

Subtyp ?

1 (Herzrasen)   ☐

2 (langsamer Herz-/Pulsschlag)   ☐

3 (Herzaussetzen, -stillstand)   ☐

E.1.2   Vasomotorische Störungen. Störungen der Thermoregulation (S.115)   ☐ ☐ ☐

Subtyp ?

1 (Vasomotorische St.)   ☐

2 (Thermoregulation)   ☐

E.1.3   Übelkeit, Brechreiz und Erbrechen; Aufstoßen (S.117)   ☐ ☐ ☐

E.1.4   Veränderungen einzelner Vitaltriebe (s. Subtypen) (S.118)   ☐ ☐ ☐

Subtyp ?

1 (Appetitlosigkeit)   ☐

2 (Heißhunger)   ☐

3 (Appetenzwandel)   ☐

4 (Durstempfindung)   ☐

5 (suchtähnlicher Nikotin- und Alkoholabusus)   ☐

6 (Obstipation, Diarrhoe)   ☐

E.1.5   Veränderungen von Libido und Potenz. Menstruationsstörungen (S.120)   ☐ ☐ ☐

Subtyp ?

1 (Minderung der Libido)   ☐

2 (Steigerung d. Libido)   ☐

3 (Verlust von Potenz ...)   ☐

4 (Menstruationsstörungen)   ☐

v o r h a n d e n ?

<u>**ja**</u>   <u>**nein**</u>   <u>**fragl.**</u>

E.1.6   Störungen der Speichel-, Schweiß-
und/oder Talgdrüsensekretion (S.121)   ☐   ☐   ☐

Subtyp ?

1 (Speicheldrüsensekretion)   ☐

2 (Schweißdrüsensekretion)   ☐

3 (Talgdrüsensekretion)   ☐

4 ("Symptom der wider-
spenstigen Haare")   ☐

E.1.7   Polyurie, Nykturie, Oligurie. Urin-
inkontinenz/-retention. Harn- und
Stuhlzwang (S.123)   ☐   ☐   ☐

E.1.8   Tachypnoe (Polypnoe, Dyspnoe) (S.124)   ☐   ☐   ☐

E.2   **Schlafstörungen** (S.125)

E.2.1   Einschlafstörungen (S.126)   ☐   ☐   ☐

E.2.2   Durchschlafstörungen (S.127)   ☐   ☐   ☐

E.2.3   Durchschlafstörungen im Sinne von
Früherwachen (S.128)   ☐   ☐   ☐

E.2.4   Kombinierte Einschlaf- und Durch-
schlafstörungen (S.129)   ☐   ☐   ☐

E.2.5   Schlafinversion. Abnorm tiefer und
langer Schlaf (S.130)   ☐   ☐   ☐

v o r h a n d e n ?

<u>**ja**</u> <u>**nein**</u> <u>**fragl.**</u>

E.3   **Intoleranz gegen Alkohol, Coffein, Nikotin und andere Substanzen** (S.131)

E.3.1   Intoleranz gegen Alkohol (S.132)   ☐   ☐   ☐

IMS ?

IMS-1 (innere Erregung, Unruhe)   ☐

IMS-2 (Schlafstörungen)   ☐

IMS-3 (zwanghaftes Grübeln ...)   ☐

IMS-4 (Coenästhesien)   ☐

IMS-5 (z.-vegetative Störungen)   ☐

IMS-6 (Konzentrationsstörungen)   ☐

BV ? Typ: F ... (z.R. bei F !)

E.3.2   Intoleranz gegen Coffein (Kaffee, Tee) (S.133)   ☐   ☐   ☐

IMS ? (s. E.3.1)

☐   ☐   ☐   ☐   ☐   ☐
-1   -2   -3   -4   -5   -6

BV ? Typ: F ... (z.R. bei F !)

E.3.3   Intoleranz gegen Nikotin (S.134)   ☐   ☐   ☐

IMS ? (s. E.3.1)

☐   ☐   ☐   ☐   ☐   ☐
-1   -2   -3   -4   -5   -6

BV ? Typ: F ... (z.R. bei F !)

E.3.4   Intoleranz gegen bestimmte Speisen und Getränke oder bestimmte andere Substanzen (S.135)   ☐   ☐   ☐

IMS ? (s. E.3.1)

☐   ☐   ☐   ☐   ☐   ☐
-1   -2   -3   -4   -5   -6

BV ? Typ: F ... (z.R. bei F !)

v o r h a n d e n ?

<u>ja</u>   <u>nein</u>   <u>fragl.</u>

F BEWÄLTIGUNGSVERSUCHE (Zusatzkategorie)
(S.136)

F.1 Vermeidungsverhalten (S.137) ☐ ☐ ☐

F.2 Bestreben, die selbst wahrgenommenen
BS durch bestimmte Verhaltensweisen
zu kompensieren (S.138) ☐ ☐ ☐

F.3 Gewöhnung und/oder Anpassung an die
Erkrankung (S.139) ☐ ☐ ☐

F.4 Bemühungen, die BS durch willens-
mäßige Anstrengung zu kompensieren
(S.140) ☐ ☐ ☐

F.5 Versuch, bestimmte Funktionen oder
Verhaltensweisen zu trainieren (S.141) ☐ ☐ ☐

F.6 "Selbstbehandlung" mit Alkohol,
Medikamenten u.ä. (S.142) ☐ ☐ ☐